W0255404

Hefte zur Unfallheilkunde

Beihefte zur Monatsschrift für Unfallheilkunde, Versicherungs-, Versorgungs- und Verkehrsmedizin

Herausgegeben von Professor Dr. Dr. h. c. H. Bürkle de la Camp

103

L. Schweiberer

Experimentelle Untersuchungen von Knochentransplantaten mit unveränderter und mit denaturierter Knochengrundsubstanz

Ein Beitrag zur kausalen Osteogenese

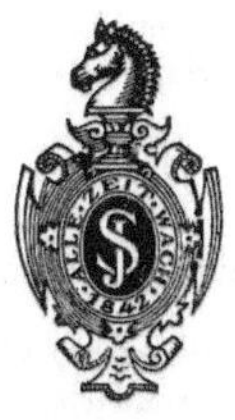

Springer-Verlag Berlin Heidelberg GmbH 1970

Hefte zur Unfallheilkunde

Herausgegeben von Professor Dr. Dr. h. c. H. Bürkle de la Camp
7801 Dottingen über Freiburg i. Br.

Autor dieses Heftes:

Privatdozent Dr. Leonhard Schweiberer
Chirurgische Universitäts-Klinik
665 Homburg/Saar

Habilitationsschrift zur Erlangung der venia legendi für das Fach Chirurgie der hohen Medizinischen Universität des Saarlandes

Diese Arbeit wurde von der Deutschen Gesellschaft für Chirurgie mit dem von Langenbeck-Preis 1970 ausgezeichnet

ISBN 978-3-662-23711-3 ISBN 978-3-662-25802-6 (eBook)
DOI 10.1007/978-3-662-25802-6

Mit 24 Abbildungen

Library of Congress Catalog Card Number: 78—119343

Titel-Nr. 5986

Inhaltsübersicht

A. Einleitung

Seit 1957 wird nach langjährigen wissenschaftlichen Vorarbeiten durch Maatz und Bauermeister ein industriell zubereiteter, macerierter Rinderknochen dem chirurgisch tätigen Kliniker als Knochentransplantat angeboten. Der sog. „Kieler Span“ wird durch ein besonderes Macerationsverfahren entfettet und seiner cellulären Bestandteile entledigt. Seine biologische Struktur und die verbliebenen Kalksalze sollen ihn befähigen — in ein geeignetes knöchernes Lager verpflanzt — metaplastische Knochenneubildung in Gang zu setzen oder das Lager zur Callusbildung anzuregen.

Der Wunsch des Klinikers nach einem geeigneten Knochentransplantat, das die autologe Knochentransplantation ersetzt, ist verständlich. Die autologe Transplantation erfordert einen zweiten operativen Eingriff, für große knochenplastische Eingriffe steht nicht immer genügend körpereigener Knochen zur Verfügung. Dem heteroplastischen Material dagegen sind bezüglich Gewinnung, Menge und Form keine Grenzen gesetzt.

Die Maceration des tierischen Knochengewebes beseitigt die bekannten Nachteile der Antigen-Antikörperreaktion art- und individualspezifischer Eiweißkörper. Experimentelle Ergebnisse und klinische Anfangserfolge weckten die Hoffnung auf volle klinische Verwendbarkeit des Spanes.

Seither sind mehr als 10 Jahre klinischer Erprobung vergangen. Die Angaben über den klinischen Wert des Macerationsspanes sind widersprüchlich. Es erschien deshalb zweckmäßig, experimentell Leistungsfähigkeit und Grenzen des Spanes zu prüfen und die Ergebnisse in Beziehung zu setzen zu den bekannten Gesetzmäßigkeiten der Knochenüberpflanzung.

Der Wert eines Transplantates wird gemessen

1. am Ablauf des unmittelbaren Einheilungsvorganges,
2. an seiner osteogenetischen Potenz,
3. an der Art des knöchernen Umbaus.

Daß ein Transplantat vom Empfänger toleriert wird und reizlos einheilt, ist erste Voraussetzung. Eine Knochentransplantation wird aber im allgemeinen nicht nur vorgenommen, um einen Defekt im Knochen vorübergehend zu schließen; der überpflanzte Knochenspan soll darüberhinaus aus eigener Kraft die Osteogenese in Gang setzen oder das Wirtslager zur Osteogenese anregen. Schließlich soll das Transplantat in den Wirtsorganismus integriert werden. Das geschieht über den Umbau des Transplantates. Die Hartsubstanz eines knöchernen Transplantates kann vom Empfänger nicht ohne körpereigenen Umbau übernommen werden, es sei denn, sie wird als toter Körper eingekapselt.

Seit über 100 Jahren ist die wissenschaftliche Diskussion über den Wert überpflanzter osteoblastischer Zellen nicht verstummt. Zwei anscheinend diametral entgegengesetzte Auffassungen causaler Osteogenese standen sich lange Zeit gegenüber: die Osteoblastenlehre und die Induktionstheorie. W. Axhausen hat bereits 1952 den Dualismus in der Frage der causalen Osteogenese beseitigt, indem er experimentell beide Wege der Osteogenese aufzeigte. Neue Methoden der Osteogeneseforschung, wie Elektronenmikroskopie, Fluorescenzmikroskopie, Autoradiographie, Gewebezüchtung und dgl. scheinen die aktive Anteilnahme des überpflanzten Weichgewebes am Aufbau des neuen Knochens zu bestätigen. Sie beweisen aber auch das Vorkommen der *induzierten* Osteogenese, d. h. die humoral gesteuerte Umwandlung mesenchymaler Stammzellen oder Endothelzellen in osteoblastische Zellen. Für beide Entwicklungswege der Osteogenese ist der Abbau der Knochengrundsubstanz von entscheidender Wichtigkeit, da durch ihn Substanzen freiwerden, welche die osteoblastischen Zellen innerhalb kürzester Zeit stimulieren oder unspezifische Zellen allmählich zu osteoblastischen Zellen umwandeln.

Es bleibt nach einem Macerationsverfahren, das die anhängenden Weichgewebe eines Transplantates beseitigt und die Grundsubstanz eines *heterologen Transplantates* antigenfrei macht, zu fragen:

1. behält dieses Transplantat seinen osteoinduktiven Wert?
2. sind die in physiologischer Zusammensetzung und Struktur dargebotenen Kalksalze für die am Implantationsort einsetzende Osteogenese von causaler Bedeutung?
3. genügt allein die Knochenstruktur des Implantates, um der Knochenneubildung des Implantatlagers als Klettergerüst und als Strukturmatrize der Knochenausbreitung zu dienen?

In meinen Untersuchungen habe ich mir die Aufgabe gestellt, das zellfreie macerierte Knochenhartgewebe auf sein Verhalten im ersatzschwachen und ersatzstarken Lager zu prüfen und die prinzipielle Bedeutung der Knochenhartsubstanz im Rahmen der Osteogenese zu klären.

Die experimnotellen Untersuchungen wurden mit finanzieller Unterstützung der Wissenschaftlichen Gesellschaft des Saarlandes ausgeführt.

B. Anatomie und Physiologie des Knochens

I. Anatomische und physiologisch-chemische Vorbemerkungen

Der Knochen ist aus drei wesentlichen Bestandteilen aufgebaut: den Zellen, dem organischen Stroma und den Calciumphosphatkristallen.

Während der Embryonalentwicklung wird der Knochen durch mesenchymale Zellen in das Knorpelmodell eingebaut. Diese für die Osteogenese präterminierten, mesenchymalen Zellen gelten als osteogenetische Stammzellen; sie bleiben die Quelle aller cellulären Elemente des Knochens und erscheinen später als Periost, Endost, Inhalt der Haversschen Kanäle und Osteocyten.

Wie neuere Untersuchungen mit H^3-markiertem Thymidin zeigen, nehmen nur die Stammzellen diesen Baustein der DNS-Synthese auf und übermitteln ihn in zahlreichen Mitosen ihren Tochterzellen, den Osteoblasten. Mitosen in Osteoblasten sind selten und für die Gesamtzahl der Osteoblasten bedeutungslos (Kember, 1960; Tonna, 1961; Young, 1962). Der Generationszyklus der Stammzellen von Mitose zu Mitose beträgt in der Tibiametaphyse von Ratten im Mittel 36 Stunden (Young, 1962). Die Zellen gehen dann entweder eine Umwandlung zu Präosteoblasten — Osteoblasten ein oder verbleiben in der Entwicklungsstufe der Stammzellen. Die Tätigkeit eines Osteoblasten beschränkt sich auf etwa 3 Tage, bevor er als Osteocyt in das Knochengewebe eingeschlossen wird. In dieser Zeit produziert der Osteoblast etwa das 2 bis 3fache seines eigenen Volumens an Intercellularsubstanz (Owen, 1963). Jedoch nicht alle Osteoblasten werden als Osteocyten eingeschlossen. Das Schicksal der Mehrzahl ist bisher nicht geklärt. Wahrscheinlich wird die Mehrzahl der Osteoblasten wieder dem Reservoir der Stammzellen einverleibt (Young, 1962). Diese Annahme ergibt sich aus der Beobachtung, daß nekrotische oder degenerierende Osteoblasten kaum beobachtet werden. Nach anderer Ansicht verschwinden sie unter Zerfall und Freisetzung von Hyaluronidase in der Knochenmatrix (Knese, Knoop, 1958).

Der Ursprung der Osteoclasten ist wahrscheinlich derselbe, wie der der Osteoblasten. Gewisse Schwierigkeiten der Ursprungsbestimmung sind vor allem dadurch gegeben, daß sie im Rahmen der normalen, ungestörten Entwicklung nur zu bestimmten Lebenszeiten und nur an manchen Skeletorten auftreten (Hancox, 1956; Knese, Knoop, 1961; Knese, 1963; Young, 1963). Die H^3-markierten Osteoclasten zeigen keine Mitosen und enthalten meist nur einen, höchstens zwei markierte Kerne (Tonna, 1961). Das läßt vermuten, daß die Osteoclasten durch Vereinigung mehrerer Zellen zustande kommen. Wie bei den Osteoblasten werden auch selten degenerierende oder nekrotische Osteoclasten gesehen. Wahrscheinlich werden auch hier die freigewordenen Einzelzellen wieder dem Mesenchymreservoir einverleibt, dem sie entstammen (Young, 1962). Im physiologischen Zustand sind mehrkernige Osteoclasten äußerst selten. Trotzdem erfolgt im Rahmen des ständigen Knochenumbaues ein Knochenabbau. Der vielkernige Osteoclast ist zwar dem Morphologen die geläufigste knochenabbauende Zellart, doch ist Abbau durch einkernige Osteoclasten möglich (Kölliker, 1873; Eger, 1960, 1963; Knese, 1963).

Osteoblasten und Osteoclasten stellen demnach nur vorübergehende Erscheinungsformen der osteogenen Mesenchymzelle dar — verschiedene Funktionszustände ein und derselben Zelle. Die Zellspezialisierung bezüglich der Funktion wird vom Gewebsmilieu bestimmt (Young, 1963; Putschar, 1963).

Ob als gemeinsame Stammzelle die pluripotente Mesenchymzelle gelten darf, ist zumindest sehr umstritten. Wahrscheinlicher ist, daß das Mesenchym verschiedenen Quellen (präsumptiven Keimbezirken) entstammt und sehr frühzeitig präsumptive Skeletbezirke festgelegt sind (Knese, 1966). Die Zellen der Stützgewebereihe können demzufolge nicht auf *eine* Mesenchymzelle zurückgeführt werden, ihr Stammbaum ist nicht monophyletisch, sondern polyphyletisch. Die Zellen der Skeletanlagen sind keine indifferenten Zellen, sondern für ganz bestimmte Aufgaben von vornherein bestimmt. Diese Feststellung scheint für die spätere, noch zu erörternde Priorität osteoblastischer oder induktiver Knochenneubildung im Rahmen der Knochentransplantation von Wichtigkeit.

Die durch Einschluß in Grundsubstanz zu Osteocyten gewordenen Osteoblasten behalten den Mitochondrien- und Enzymbestand der Osteoblasten (Putschar, 1963). Sie bilden etwas Grundsubstanz und die Grenzscheide unter Verkleinerung der Lacune und Inaktivierung des ruhenden Osteocyten (Lipp, 1954; Dudley, Spiro, 1961). Unter pathologischen Bedingungen kann der Osteocyt wieder aktiviert werden und seine Lacune durch Resorption vergrößern („Onkose“ nach v. Recklinghausen, 1891). Unter diesen Bedingungen wird alkalische Phosphatase wieder nachweisbar (Rutishauser, Majno, 1951). Das normale Endschicksal des Osteocyten ist oft Zelltod mit nachfolgender Mineralauffüllung der leeren Lacune (Mikropetrose von Frost, 1960). Ob Osteocyten, die durch osteoclastische Resorption freigelegt werden, wieder der Mesenchymreserve eingegliedert werden, ist ungeklärt.

Als organischer Bestandteil des Knochenstroma sind die kollagenen Fasern und die Grund- oder Kittsubstanzen — ein halbflüssiges, colloides System von Eiweißkörpern (Mucopolysaccharide) — zu nennen.

Die kollagenen Fasern — Produkte der Osteoblasten — lagern in einer ganz bestimmten Ordnung. Sie bilden ein Strukturgefüge mit verschiedenen Ordnungsstufen (Rollet, 1871; Petersen, 1927, 1930; Knese, Voges, Ritschl, 1954; Fleisch, 1961). Jede Faser besteht aus Protofibrillen. Aus der spiraligen Anordnung der drei Polypeptidketten, die das Kollagenmakromolekül aufbauen, ist in Verbindung mit der Lagerung der Fasern die Elastizität des Knochens zu erklären.

Die Grund- oder Kittsubstanz ist ein strukturloses, vorwiegend aus Mucopolysacchariden bestehendes Material, das ebenfalls von den Osteoblasten und Osteocyten stammt. Ihre Bildung äußert sich zunächst im Auftreten von intercellulärem, perjodatreaktivem und metachromotropem Material um die Osteoblasten und Osteocyten herum. Bemerkenswert ist dabei eine enge topographische Beziehung zwischen Perjodatreaktivität und Phosphataseaktivität (Moog, Wenger, 1952). Neutrale und saure Mucopolysaccharide treten dabei als Chondroitinsulfat auf. Diese Substanz ist mit Eiweiß zu einem Komplex — ähnlich wie die im Knorpel — als Mucoprotein verbunden (Eger, 1960). Die Mucopolysaccharide sind zunächst an die Fasertextur gebunden, werden aber bald im gesamten osteoiden Gewebe nachweisbar und bilden einen integrierenden Bestandteil junger Knochenbälkchen. Während der Auf- und Abbauphasen des Knochens ist die Grundsubstanz besonders in der Umgebung der Zellen verstärkt perjodatreaktiv (Heller, Steinberg, 1951).

Die in Knochenprovinzen mit starkem Umbau reichlich vorkommenden sog. „basophilen Inseln“ (Zawisch, 1927, 1929a u. b) sind perjodatreaktiv. Es sind Mucopolysaccharidinseln, um die in der metaphysären Wachstumszone Osteoblasten neuen Knochen bilden. Bei Fehlen der Mucopolysaccharide nach Zerstörung des Knorpels hört das metaphysäre Längenwachstum auf.

Bei der Bildung von Osteonen werden auch im Erwachsenenorganismus zunächst neutrale Mucopolysaccharide abgeschieden, die erst sekundär als Vorbereitung auf die Mineralisation verestert werden. Aus autoradiographischen Untersuchungen geht hervor (Duthie, Barker, 1955a), daß appositionelles Knochenwachstum mit gesteigerter Chondroitinsulfatsynthese einhergeht.

Auch im ausgereiften Knochen werden von den Osteocyten ständig Mucopolysaccharide synthetisiert. In Osteocyten kommen perjodatreaktive Glycoproteide vor. Diese granulären Stoffe stellen bis zu einem gewissen Grad einen Indikator für die Aktivität des Knochengewebes dar (Heller, 1950; Heller-Steinberg, 1951).

In einer eingehenden Untersuchung der Frakturheilung (Ratte) ergaben sich folgende Einzelheiten (Duthie, Barker, 1955b): 48 Stunden nach der Fraktur kommt es zur Hyperplasie der Periostzellen in der inneren Cambiumschicht; intra- und intercellulär treten dabei Metachromotropie und S^{35}-Aktivität auf: die Cambiumzellen bilden eine sulfomucopolysaccharidhaltige Matrix, in die der Schwefel praktisch ausschließlich eingebaut wird — die aufschlußreichen Befunde über den Mucopolysaccharidstoffwechsel konnten mit der autoradiographischen Methode unter Verwendung von S^{35} in anorganischer Form erhoben werden (Dziewiatkowski, 1952, 1954; Bélanger, 1954; Davies, Young, 1954; Friberg, Ringertz, 1954, 1956; Amprino, 1955). Das nach 7 Tagen ausgebildete periostale Blastem zeichnet sich durch eine hohe S^{35}-Aktivität aus. Nach 10 Tagen wird eine amorphe metachromotrope Substanz zwischen Chondrocyten manifest. Am 14. Tag sind Metachromotropie und Radioaktivität in der Matrix weiter verstärkt. Nach 21 Tagen zeigt sich in metachromotropen und radioaktiven Arealen das Einsetzen enchondraler Ossifikation.

Postmortal — das ist wichtig in Bezug auf die Transplantation — kommt es im Knochengewebe bereits innerhalb von 2 Stunden zu einer geringen Zunahme der Perjodatreaktivität. Es handelt sich dabei offenbar nicht um einen Entkalkungseffekt, sondern um den Ausdruck einer fermentativ bedingten Depolymerisation (Graumann, 1964).

Aus den geschilderten Befunden ergibt sich, daß der hochpolymerisierte Polysaccharid-Proteinkomplex ein wesentlicher Baustein der Knochengrundsubstanz ist. Unter gewissen physiologischen und pathophysiologischen Umständen kann es zu einer beachtlichen Reaktionsfähigkeit der Knochenmatrix kommen.

Die Hartsubstanzen des Knochens bestehen vorwiegend aus kristallinem Calciumphosphat, dem sog. Hydroxyapatit. Die Kristalle sind in bestimmter Ordnung auf den kollagenen Fasern abgelagert. Es konnte nachgewiesen werden, daß die Apatitkristalle im Knochen in Tafelform von sehr kleinen Dimensionen, ca. 400/200/50 Å, vorhanden sind (Robinson, Watson, 1953). Daraus ergibt sich eine Gesamtoberfläche von über 200 m^2/g Salz. Jedoch nur etwa $^1/_4$ dieser Kristalloberfläche steht mit der intercellulären Flüssigkeit, den Mucopolysacchariden, in Kontakt, da viele Kristalle aneinander gelagert sind (Fleisch, 1961). Auf Grund der großen Oberfläche findet jedoch immer ein reger Ionenaustausch mit der intercellulären Flüssigkeit statt, die wiederum im Austausch mit dem Blut steht.

II. Umbau des Knochengewebes

Das Knochengewebe ist während des ganzen Lebens einem fortwährendenden Umbau unterworfen (Burkhardt, Petersen, 1928; Demeter, Matyas, 1928; Heuler, 1928; Amprino, Bairati, 1939; Lipp, 1954; Ponlot, 1960; Enlow, 1963; Wagner, 1965).

Er ist in der Jugend am lebhaftesten und nimmt mit zunehmendem Alter an Intensität ab. Während des Wachstums überwiegt der Anbau, zwischen dem 20. und 50. Lebensjahr halten sich Anbau und Abbau die Waage, so daß trotz des täglichen Knochenumbaues die Masse der Knochensubstanz erhalten bleibt. Im Alter geht der Knochenanbau zurück, woraus langsam eine Substanzverminderung des Gewebes erfolgt (Wagner, 1965). Die Umbauraten in den einzelnen Skeletabschnitten sind sehr unterschiedlich. In der Spongiosa ist die Umbaurate etwa dreimal so hoch wie in der Compacta (Frost, 1964).

Der Knochenumbau geschieht durch aktive Zelleistung. Die ausgezeichnete Leistungsfähigkeit der Knochenzellen bis ins hohe Alter ist nicht zuletzt darin begründet, daß das Skelet einer ständigen schleichenden Erneuerung unterliegt (Uehlinger, Puls, 1967). Darüber existieren sehr genaue Untersuchungen mit modernen Methoden. Großen Fortschritt brachte auf diesem Gebiet die Autoradiographie mit dem Nachweis radioaktiver Elemente im Knochenmineral (Ponlot, 1960), die Mikroradiographie (Sissons, Jowsey, Stewart, 1959) und die Fluorescenzmikroskopie an tetrazyklinmarkiertem, jungem Knochengewebe (Milch, Rall, Tobie, 1957). Besonders durch die Untersuchungen mit Radioisotopen weiß man, daß die Gewebe bzw. ihre Bausteine einer ständigen Umwandlung unterworfen sind. Ein kontinuierlicher Ionenaustausch und die Umformung komplizierter Eiweißverbindungen sind Merkmale dieses Umbaues. Nicht nur an der Oberfläche des Knochengewebes, sondern auch im Inneren vollzieht sich dieser Prozeß. Er wird durch intra- und extraossäre Regulationsmechanismen im Gleichgewicht gehalten. Als innere Oberfläche sind nicht nur nach der morphologischen Definition die Oberfläche der Capillaren und der Zellen anzusehen, sondern alle Grenzen zwischen Mikrokristallen und organischer Zwischensubstanz (Eger, 1962).

Der stetige Ab- und Anbau vollzieht sich fleckförmig und betrifft im allgemeinen unter physiologischen Bedingungen kleine Areale von 100 bis 1000μ, gemessen an der Längsachse des Osteons. Hier scheint eine „Feldwirkung" bezüglich der Stimulierung der ruhenden osteogenen Stammzellen vorzuliegen, die sich in knochenaufbauender oder knochenabbauender Aktivität dartut (Cohen, Harris, 1958). Der Knochenabbau durch Osteoclasten erfolgt sehr viel rascher als der Anbau. Was ein Osteoclast zerstört, bedarf der Aktivität von 100 Osteoblasten, um den Defekt zu schließen.

Beim inneren Umbau lagert sich die neu gebildete Knochensubstanz in Form zarter Osteoidsäume ab. Die Osteoblasten liegen in einer einreihigen Zellage aneinander, wobei sie die absondernde Matrix am alten Knochen anlagern. Gleichzeitig mit der organischen Matrix sondern die Osteoblasten ein Ferment ab, die alkalische Phosphatase, die für die Mineralisation der unverkalkten, reichlich Gewebswasser enthaltenden Matrix große Bedeutung hat (Robison, 1932; Gomori, 1941; Majno, Rouiller, 1951; Dulce, 1960; Fleisch, Neuman, 1960; Fleisch, 1961, 1967). 10 Tage nach Beginn der Osteoblastentätigkeit treten Kalksalze im Osteoid auf, die innerhalb von 4 Tagen bereits 70% des Gesamtminerals ausmachen (Frost, 1963). Die weitere Mineralisation erfolgt mit abnehmender Geschwindigkeit und erstreckt sich über viele Jahre. Die Aufnahme des Minerals im reifenden und ausgereiften Knochengewebe ist

Schema der Knochenbildung

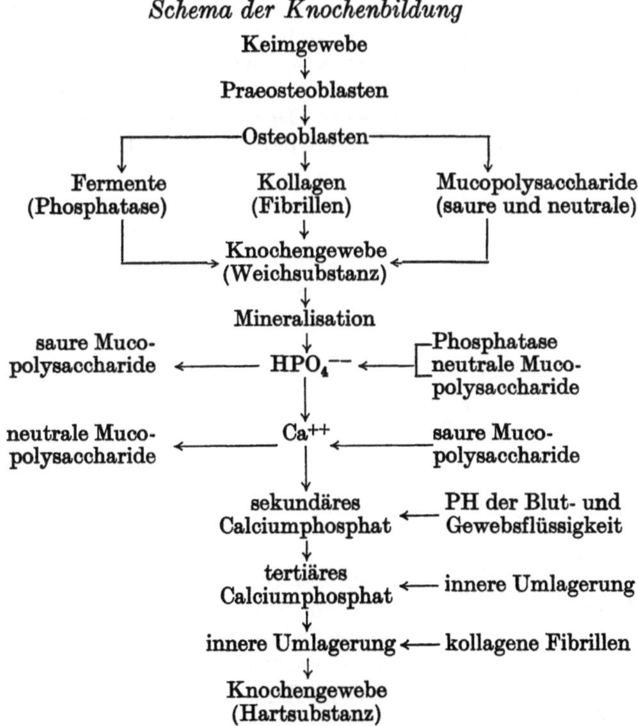

nicht so sehr die „Kalkfängereigenschaft“ der sauren, sondern die Fähigkeit der neutralen Mucopolysaccharide, Phosphat zu absorbieren (Eger, 1960), das mit den Calciumionen das Knochensalz bildet. Verkalkung kann an den verschiedensten Geweben unter bestimmten Bedingungen auftreten. Die Verknöcherung aber setzt in jedem Fall Bildung einer Knochenmatrix voraus, die von einer bestimmten Grundform geprägt ist.

Die physiologische Knochenbildung ergibt sich aus einem Schema, das einer Veröffentlichung von Eger (1962) entnommen ist (s. S. 7).

III. Anpassung des Knochens an mechanische Kraftwirkung

Die unter physiologischen Bedingungen fortwährende Erneuerung des Knochengewebes erfährt eine enorme Steigerung durch veränderte physiologische Beanspruchung. Mechanische Kraftwirkungen veranlassen die Erhaltung, Verstärkung, Zerstörung oder Umlagerung der Knochenstruktur. Es konnte nachgewiesen werden, daß unter starker Belastung eine federnde Verschiebung der Kollagenfibrillen im Lamellenknochen erfolgt, die als Impuls über das Kanälchensystem auf die Osteocyten wirkt. Das Knochengewebe reagiert dann auf derartige äußere Reize mit Umbauvorgängen, die sich über Wochen und Monate erstrecken können (Tischendorf, 1951). Piezoelektrische Kräfte sind neuerdings als Vermittler zwischen mechanischer Belastung und Zelltätigkeit herangezogen worden (Johnson, 1951; Allgöwer, 1967).

Doch auch akute Stressituationen werden innerhalb Sekundenschnelle mit physiologischer Veränderung beantwortet (Fukada, Yasuda, 1957; Bassett, Becker, 1962; Bassett, 1964; Perren, Straumann, 1967). Ein akuter Biegungsstress führt zum unmittelbaren Aufbau eines negativen Potentials auf der Biegeseite. Der Knochen verhält sich wie ein elektrischer Halbleiter, wobei die Apatit-Kristall-Kollagen-Einheit als der Positiv-Negativ-Kontakt eines Diodensystems wirkt (Bassett, Becker, 1962). Auf der Druckseite sind negative, auf der Zugseite positive elektrische Potentiale gemessen worden. Experimentell läßt sich ein zwischen den Polen verlaufender Knochencallus durch einen Dauerstrom von 1 mA hervorrufen, der an der Kathode als starker Knochenanbau erscheint (Bassett, 1964). Dies paßt zu der Beobachtung, daß bei der Biegung auf der Konkavseite ein negatives Potential auftritt. Der Knochen gleicht sich durch appositionelles Wachstum dem Stress an (Allgöwer, 1967). Stromstärken über 1000 mA führen zu Knochenresorption (Jasuda, Noguchi, Sata, 1955).

IV. Pathologischer Knochenumbau

Die Umbauvorgänge im Knochen bei Systemerkrankungen sind besonders eindrucksvoll. Sie gehen letzten Endes auf eine Änderung der Aktivität der osteogenetischen Zellen zurück und auf eine Gleichgewichtsstörung zwischen Osteoblasten und Osteoclasten. Bei der seltenen Osteogenesis imperfecta ist die Osteoblastentätigkeit gehemmt, so daß mengenmäßig und qualitativ minderwertige Knochenbildung resultiert. Bei der

Marmorknochenkrankheit liegt die Schwäche vor allem auf der Seite der Osteoclasten, was eine weitgehende Hemmung des primären und sekundären Umbaues mit sich bringt (Putschar, 1963).

Nicht so klar und morphologisch schwer faßbar sind die Verhältnisse bei der Osteoporose. Bis vor kurzem noch wurde als Ursache der Osteoporose eine erniedrigte Knochenbildung angenommen, verursacht durch eine Störung des Gleichgewichtes zwischen den sog. anabolen und antianabolen Steroiden (Albright, Reifenstein, 1948). Wie wir heute wissen, beruht die Osteoporose jedoch nicht so sehr auf einer verminderten Knochenbildung, sondern auf einer vermehrten Knochenzerstörung (Heaney, 1962; Frost, 1963; Landry, Fleisch, 1964; Jowsey u. a., 1965). Als resorbierende Zellen kommen dabei nicht nur mehrkernige Osteoclasten oder einkernige Osteolyocyten, sondern auch die Osteocyten in Betracht (Bélanger, 1965). Nach einem Demineralisationsprozeß wird die organische Matrix durch proteolytische Enzyme abgebaut. Als übergeordneter Regulationsmechanismus ist dabei das Parathormon und Thyreocalcitonin zu nennen. Kommt es zu einem vermehrten Calciumverlust, zur Hypocalcaemie, so wird — hormonell gesteuert — Knochenmineral freigesetzt. Dauert die Ursache der Hypocalcaemie an, so kommt es durch vermehrten Knochenabbau zur Osteoporose — ein Beispiel für die Anpassung des Knochens auf unphysiologische Beanspruchung (Fleisch, 1967).

C. Knochentransplantation

Die Anatomie des Knochens sowie sein Umbau unter physiologischen und pathologischen Bedingungen wurde im Vorausgehenden ausführlich besprochen. Das scheint deshalb sehr wichtig, da der Ablauf eines knöchernen Umbaues im Transplantat denselben Gesetzmäßigkeiten unterworfen zu sein scheint. Wir müssen nach den neuesten Kenntnissen der Anatomie und Physiologie davon ausgehen, daß im Vordergrund des Umbaues die Leistung eines präterminierten osteogenetischen Keimgewebes steht.

Wir verlangen von einer Knochentransplantation, Defekte am Knochen durch Aufbau neuen Knochens auszufüllen oder eine durch ungünstige mechanische Voraussetzungen oder andere Störfaktoren erlahmte Knochenbildung durch Aufbau neuen Knochens im Transplantat zu ersetzen. Es fällt schwer, der Transplantation nicht die biologischen Gesetzmäßigkeiten geweblicher, cellulärer und humoraler Reaktion zuzuerkennen, sofern ganz bestimmte Voraussetzungen erfüllt sind:

1. ausreichende Ernährung,
2. körpereigenes Gewebe.

Trotzdem ist ein wissenschaftlicher Streit seit über einem Jahrhundert im Gange, der bis in unsere Gegenwart reicht, *ob das Transplantat oder Teile des Transplantates überleben und von sich aus neuen Knochen aufbauen oder ob das Transplantat eine mehr oder weniger passive Rolle spielt und nur als Leitgerüst dem einsprossenden Lagerbindegewebe dient oder das Einwachsen von Bindegewebe zu verhindern hat.*

Es ist nicht beabsichtigt, in vorliegender Arbeit einen geschichtlichen Überblick über die Erforschung der Knochentransplantation zu geben. Das Schrifttum ist so umfangreich geworden und die geschichtlichen Daten sind in zahlreichen Arbeiten ausführlich dargestellt worden, so daß sich eine erneute referierende Darstellung erübrigt. Die wichtigsten cellulären und geweblichen Vorgänge im Transplantat und Transplantatbett müssen jedoch im Rahmen dieser Arbeit gründlich besprochen werden. Planung, Ergebnisse und Deutung der eigenen Tierversuche und die Analyse der klinischen Ergebnisse freier homoio- und heterologer Knochentransplantationen sollen an dem bekannten Modell der Einheilung autologer Knochentransplantate gemessen werden.

I. Ernährung transplantierten Knochengewebes

An frischen, unentkalkten Schliffen aus Frakturzonen konnte nachgewiesen werden, daß Osteocyten in der Wandung der Haversschen Systeme, die aus der Blutversorgung ausgeschlossen waren, noch 1 bis 2 Wochen überleben können. Erst dann kommt es zu Kernpyknosen und Cytoplasmazerfall (Schenk, Willenegger, 1964).

Das knöcherne Transplantat wird vollständig seiner vasculären Verbindung beraubt. Das Überleben seiner cellulären Elemente ist abhängig vom Lager und der von ihm ausgehenden Diffusion und Revascularisation. Diffusion und Revascularisation sind wiederum abhängig von Form bzw. Struktur des Transplantates, das um so leichter von den Lagergefäßen erschlossen wird, je weitmaschiger sein Grundgerüst ist. Spongiöser Knochen wird sehr viel rascher vascularisiert und bildet — sofern osteoblastisches Gewebe mitverpflanzt wurde — auch sehr viel rascher neuen Knochen als etwa Corticalistransplantate (Matti, 1932; Abbott, 1947).

Bis heute ist noch nicht gänzlich geklärt, ob das Gefäßnetz des Transplantates überlebt und Anastomosen mit den einsprossenden Capillaren eingeht. Neuere Untersuchungen durch Mikroradiographie lassen keinen sicheren „Kissing-Kontakt" — eine Direktverbindung zwischen neuem und vorgebildetem Gefäßnetz — erkennen (Holmstrand, 1957). Eine große Zahl von Arbeiten befaßt sich mit der Frage der Revascularisation bzw. mit der Frage der Funktionsübernahme der Blutversorgung durch Transplantatgefäße (de Jong, v. d. Kemp, 1928; Rubaschewa, Priwes, 1932; Hancox, 1947; Kiehn, Friedell, McIntyre, 1948; Maatz, Lentz, Graf, 1952a u. b; Kiehn u. a., 1952; Peer, 1954, 1955; Stringa, 1957). An embryonalen Knochentransplantationen auf die Allantois des Hühnereies konnte nach 5 Stunden ein funktionierendes Gefäß im Transplantat beobachtet werden (Hancox, 1947). Im Spongiosatest (Maatz, Lentz, Graf, 1954a u. b) — Defekt vorbestimmter Größe im spongiösen Knochen — fand man am ersten Tag eine Hyperaemie in der Umgebung des Spanes, am zweiten Tag beginnen die Capillaren des Lagers in der Umgebung des Spanes zu sprossen, am dritten Tag überqueren die Capillarsprossen den Spalt zwischen Lager und Span, am vierten Tag war $^1/_4$ bis $^1/_3$ aller Capillaren im Zentrum des autoplastischen Spanes mit Tusche gefüllt (Graf, 1959). Ob nun diese Capillarfüllung durch reine Neubildung oder aber durch Anastomosen zwischen neuem und transplantiertem Gefäßsystem zustande kommt, ist in diesem Zusammenhang nicht von Bedeutung. Entscheidend bleibt, daß die Vascularisation eines spongiösen Transplantates sehr rasch erfolgt und hiermit die Ernährung transplantierter Zellen gewährleistet ist. Relativ rasch wird auch das transplantierte, autologe Periost revascularisiert (Rubaschewa, Priwes, 1932).

Die Ernährung eines Transplantates in den ersten Stunden und Tagen nach der Überpflanzung kann jedoch nur durch Diffusion oder, wie man es früher nannte, durch Saftstrom geschehen.

Mit der Überlebensfähigkeit von Knochenzellen befassen sich Transplantationsversuche am Hund (Maatz, Lentz, Graf, 1952a und b; Lentz, 1955). Verschieden lange in Blutkonserven oder Tyrode-Lösung mit 10%igem Serum aufbewahrte, autologe Späne wurden in die Rückenmuskulatur des Hundes verpflanzt. Waren die Präparate bis 8 Tage aufbewahrt, so kam es immer noch zu einer rasch einsetzenden Knochenneubildung im heterotopen Lager. Ab einer Konservierungszeit von 10 Tagen nahm die Knochenbildung merklich ab und sistierte, wenn die Konservierung in geeigneter Nährlösung länger als 16 Tage dauerte. Daraus wird deutlich, daß Knochengewebe, in geeignetem Milieu aufbewahrt, bis 8 Tage sicher, bis 16 Tage z.T. noch überleben kann. In den Randpartien eines Transplantates konnte bei in-vivo-Versuchen das Überleben von Osteocyten bis zu 250 Tagen nachgewiesen werden (Helsop, Zeiß, Nisbet, 1960).

Für die Knochentransplantation ist heute die Möglichkeit der Ernährung durch Diffusion erwiesen. Zellen von Knochentransplantaten, die in Millipore-Diffusionskammern von einer Porengröße von 0,45 μ intraperitoneal verpflanzt werden, überleben und bilden neuen Knochen (Algire, Weaver, Prehn, 1954; Rosin, Zajicek, 1959; Rosin, Freiberg, Zajicek, 1963; Segmüller, 1967; Ecke, 1967a und b). Die Porengröße ist zellundurchlässig, jedoch passierbar für Körperflüssigkeiten. (Wir werden auf diese Versuche in einem anderen Zusammenhang auf S. 13 noch ausführlich zurückkommen.)

Die Überlebensfähigkeit der autologen Knochenzelle auf Zeit ist damit erwiesen, sofern sie in geeignetes Milieu oder vascularisationsfähiges Lager verpflanzt wird.

II. Osteogenetische Potenz autologer Transplantate

a) Periost

Die osteogenetische Leistung des Transplantatperiostes war von jeher Gegenstand wissenschaftlicher Untersuchung. Es galt seit langem als typisches osteogenetisches Gewebe und wurde deshalb für vergleichende Untersuchungen ausgewählt. Wollte man aber Aufschluß über die celluläre Eigenleistung des Transplantates erhalten, mußte man als Lager das Weichgewebe wählen. Während das Periost des wachsenden Organismus reichlich Präosteoblasten und Osteoblasten in den tieferen Lagen, in der sog. Kambiumschicht enthält, bedarf das Periost beim erwachsenen Individuum zur Aufnahme seiner spezifischen Tätigkeit den von der absterbenden, ihm organisch verbundenen Hartsubstanz ausgehenden Anreiz (G. Axhausen, 1908, 1909, 1920). Bereits seit Ende des vorigen Jahrhunderts besteht kein Zweifel über das Schicksal der transplantierten Knochenhartsubstanz. Sie stirbt immer ab und wird durch neu gebildete Knochengrundsubstanz ersetzt (Barth, 1893, 1894, 1895). Durch den Anreiz der absterbenden Hartsubstanz beginnen die sich methodisch vermehrenden osteoblastischen Zellen der Kambiumschicht neuen Knochen an das überpflanzte, nekrobiotische Gewebe anzulagern. Das läßt sich einfach nachweisen durch heterotope Transplantation periostgedeckter und periostfreier Corticalisspäne. Mit der Entfernung des Periostes entfällt die kräftige und rasche subperiostale Knochenneubildung und der Abbau und Umbau des abgestorbenen Transplantatknochens wird erheblich verzögert. Im periostgedeckten Span beginnt regelmäßig am 3. bis 4. Tag subperiostal geflechtartige Knochenneubildung (G. Axhausen, 1909; Frangenheim, 1909; Saltikow, 1909; Mayer, Wehner, 1914; Koch, 1924; de Jong, v. d. Kemp, 1928; W. Axhausen, 1962). An den periostlosen Spänen setzt die Knochenneubildung erst später und vor allem zuerst an der Markseite und an den Enden des Spanes ein, wo die geöffneten Haversschen Kanäle mit den Osteoblasten Anschluß an die Gefäßversorgung gefunden haben. Wird das Periost aktiviert durch Auskratzen der Markhöhle, so kommt es nach Transplantation des aktivierten Periostes sehr rasch zu kräftiger Knochenneubildung (Danis, 1958). Bei Verpflanzung von Periost wird die funktionelle Prägung, je nachdem es von einer osteoblastisch oder osteoclastisch aktiven oder einer ruhenden Zone entnommen wurde, eine erhebliche

Zeit in der neuen Umgebung beibehalten (Krompecher, 1958, 1959). Die Knochenbildungsfähigkeit des Periostes bleibt aber von der Vascularisation abhängig, wie Verpflanzungen in die vordere Augenkammer ergaben: hier kommt es, wenn überhaupt, nur in geringem Maße zur Knochenneubildung (Cohen, Lacroix, 1955).

b) *Knochencompacta*

Die Compacta besteht vorwiegend aus Knochenhartsubstanz. Lediglich in den Haversschen Kanälen finden sich Zellelemente, die zur Osteogenese befähigt sind. Als Transplantat ist kompakter, corticaler Knochen weniger geeignet, da er weniger osteogenetische Zellen enthält und die vasculäre Erschließung des Haversschen Systems ungleich schwieriger ist als beim spongiösen Transplantat. Trotzdem ist es nicht richtig, der Compacta jegliche osteogenetische Potenz abzuerkennen, wie das gelegentlich geschieht (Geiser, 1963). Transplantationen periostfreier Compactaspäne in das Muskellager lassen immer Knochenneubildung erkennen, wenn auch in geringerem Maße und verzögert gegenüber periostgedeckten Spänen (W. Axhausen, 1962). Die Compacta ist durchaus zur Osteogenese befähigt. Das zeigten Versuche, in denen der Einfluß von Periost und Endost auf die knöcherne Ausheilung eines Compactadefektes ausgeschaltet wurde. Wird der Defekt gegen Periost und Endost durch Millipore oder Silastikmembranen abgeschirmt, so erfolgt trotzdem von den Haversschen Kanälen aus ein knöcherner Durchbau des Defektes (Bassett, Creighton, Stinchfild, 1961).

c) *Knochenspongiosa*

Die Hauptumbauvorgänge des Knochens laufen während des ganzen Lebens in der Spongiosa der Metaphysen, des Markraumes und der platten Knochen ab. In der Spongiosa ist die Umbaurate — wie bereits erwähnt — dreimal so hoch wie in der Compacta (Frost, 1963). Gewisse osteogenetische Fähigkeiten sind der Spongiosa immer zuerkannt worden; gegenüber dem Periost stand die Spongiosa jedoch lange Zeit im Hintergrund, bis entscheidende klinische und experimentelle Arbeiten die Bedeutung der Spongiosa herausstellten (Matti, 1932; Abbott, Schottstaedt, Saunders, Bost, 1947).

Nach Implantation von Spongiosabröckelchen in die vordere Augenkammer der Ratte wurde regelmäßig Knochenneubildung beobachtet, sofern die Bröckel mit anhaftenden Zellen verpflanzt wurden. Nach Entfernung der Zellen blieb die Osteogenese aus (Ray, Degge, Gloyd, Mooney, 1952; Urist, McLean, 1952; Danis, 1958; Anderson, 1961). Die Augenkammer wurde zur heterotopen Implantation gewählt, da sie durch Diffusion ernährt und jede Osteogenese eine Eigenleistung des Implantates darstellen muß. Nun wird aber die Beweiskraft dadurch gemindert, daß sekundäre metaplastische Knochenneubildung im Auge nach Verletzung und entzündlichen Erkrankungen keine extreme Seltenheit ist (Börner, 1956; Hager, Ebel, 1964).

Beweiskräftiger sind die Versuche mit Millipore-Diffusionskammern, die ein ungestörtes Wachstum isolierter Gewebe erlauben. Ihre Porengröße von 0,45 μ verhindert jegliches Eindringen cellulärer Elemente, läßt aber selbst große Eiweißmoleküle passieren (Algire, Weaver, Prehn, 1954; Shelton, Rice, 1958; Gabourel, Fox, 1959). Verpflanzung frischer autologer oder isologer Knochenspongiosa in die

Diffusionskammer führt regelmäßig zu Knochenneubildung (Goldhaber, 1958; Rosin, Zajicek, 1959; Rosin, Freiberg, Zajicek, 1963; Ecke, 1967; Segmüller, 1967). Auch die Markierung mit radioaktiven Substanzen läßt am Überleben und an der Proliferation von osteoblastischen Zellen im autologen spongiösen Knochentransplantat bei Mäusen und Ratten keinen Zweifel (Ray, Sabet, 1963; Urist, Wallace, Adams, 1965).

Diese Versuche beweisen das Überleben spezifischer osteogenetischer Zellen unter ausreichenden Ernährungsbedingungen und damit die Richtigkeit der sog. Osteoblastenlehre (G. Axhausen, 1908a u. b., 1909; Lexer, 1924; W. Axhausen, 1945). Sie schließen jedoch einen anderen Weg der Osteogenese *nicht* aus: den der Induktion, d. h. Differenzierung unspezifischer Mesenchymzellen unter dem Einfluß der in Abbau befindlichen Knochengrundsubstanz.

III. Induzierte Knochenneubildung

Zwei anscheinend diametral gegensätzliche Auffassungen über die causale Osteogenese standen sich viele Jahre gegenüber: die Osteoblasten und die Induktionslehre. Beiden Anschauungen gemeinsam war von jeher die Kenntnis, daß die transplantierte Hartsubstanz abstirbt und durch neue Knochengrundsubstanz ersetzt wird. Die absterbende Knochengrundsubstanz übt einen spezifischen Reiz aus, der nach der Osteoblastenlehre auf die unspezifischen osteoblastischen Zellen, nach der Induktionslehre auf die pluripotenten Mesenchymzellen des Lagergewebes wirkt.

Nach Einspritzen zellfreien, alkoholischen Knochenextraktes in den Muskel vom Kaninchen wurde in einem großen Prozentsatz aller Experimente Knorpel- oder Knochenneubildung beobachtet (Levander, 1938, 1941; Annersten, 1940, 1941; Oberdalhoff, 1947; Lacroix, 1947; Willerstaedt, Levander, Hult, 1950; Roth, 1950, 1952). Versuche einer chemischen Differenzierung des sog. K-Faktors oder Osteogenins, wie man den Stoff nannte, gelangen nicht (Willerstaedt, Levander, Hult, 1950). Auf Grund vergleichender Extraktversuche aus auto-, homo- und heterologem Knochengewebe stellte man fest, daß die hypothetische Substanz weder individual- noch artspezifisch sei (Annersten, 1940).

Alle diese Versuche wurden am Kaninchen vorgenommen und verloren an Beweiskraft, als man durch reine Alkoholinjektionen in den Muskel des Kaninchens ebenfalls in einem gewissen Prozentsatz metaplastische Knochenneubildung sah (Heinen, Dabbs, Mason, 1949). Das Kaninchen reagiert auf Muskelschädigung durch Injektion unspezifischer, gewebsschädigender Substanzen sehr oft mit Knochenneubildung (v. Seemen, 1929; Severi, 1933). Injektionen von Knochenextrakten in den Muskel von weißen Mäusen, Meerschweinchen (Lindahl, Orell, 1951), Ratten (Danis, 1956), Hunden (W. Axhausen, 1950) und Menschen (Lindahl, Orell, 1951) ergaben keine Knochenneubildung. Trotzdem ist die induzierte Osteogenese beweisbar und ist inzwischen bewiesen worden.

Werden aus einem spongiösen Knochen die anhängenden Weichgewebe ausgewaschen ohne die Grundsubstanz chemisch zu verändern, so sinkt die osteogenetische Potenz erheblich, bleibt aber zu einem kleinen Teil noch erhalten. Neuen Knochen bildet auch rotes Mark eines spongiösen Knochens, das für sich alleine transplantiert wird, seine osteogenetische Potenz ist aber vergleichsweise zum unveränderten, autologen, spongiösen Transplantat gering. Wird nun die zellfreie Knochengrundsubstanz mit dem roten Mark imprägniert, so steigt die osteogenetische Potenz ganz erheblich. Sie erreicht Werte, die dem unveränderten, autologen Transplantat gleichkommen. Dabei ist offensichtlich gleichgültig, ob autologe oder homologe Knochengrundsubstanz verwendet wird (Burwell, 1963, 1964, 1965). Diese Versuche scheinen zu zeigen, daß die absterbende Knochengrundsubstanz induktiv auf das überpflanzte Weichgewebe wirkt. Die induktiven Substanzen treffen jedoch spezifische, osteoblastische Zellen im Mark, wenngleich auch reichlich im Mark vorhandene Reticulumzellen oder Endothelzellen sich zu Osteoblasten umwandeln dürften. Die zellfreie Transplantation in ein knochenfreies Lager ist beweiskräftiger, wenn man die reine Wirkung auf nicht differenzierte pluripotente Zellen studieren will.

Werden an einem autologen Corticalis- oder Spongiosatransplantat durch langsames Einfrieren bis —35° alle anhängenden Zellen abgetötet, so kommt es nach Verpflanzung in das Weichteillager bei Mensch und Hund trotzdem zu Knochenneubildung (Engström, Orell, 1943; W. Axhausen, 1962). Diese Osteogenese unterscheidet sich aber grundlegend von der Osteogenese nach frischer, autologer Transplantation. Sie tritt frühestens 30 Tage nach der Verpflanzung in Erscheinung — im Gegensatz zu der 3 bis 4 Tage nach frischer, autologer Transplantation einsetzenden Osteogenese — und ist an Intensität sehr viel geringer. Diese spät einsetzende Osteogenese tritt vor allem dort in Erscheinung, wo Knochengrundsubstanz durch das Lagergewebe resorbiert wird: an den leicht aufgesplitterten Enden der Corticalisspäne und an gelegentlich bei der Entnahme gesetzten Fissuren. Dort treten ein- und mehrkernige Osteoclasten auf. Der Resorption folgt dann die Osteoplasie, ein interessanter Hinweis für die causale Genese der Knochenbildung. Es genügt nicht das einfache Nebeneinander von proliferierendem, jungem, mesenchymalem Gewebe und abgestorbener Knochengrundsubstanz, sondern es muß eine celluläre Knochenresorption stattfinden (W. Axhausen, 1951, 1952, 1962).

Die detaillierte Kenntnis einer ersten osteoblastischen und zweiten induzierten osteogenetischen Phase, gewonnen in den Jahren 1951, 1952 (W. Axhausen), fand ihre Bestätigung 1959, allerdings an homologen, spongiösen Knochenspänen (Chalmers, 1959). Werden frische, homologe Spongiosaspäne in das Muskellager verpflanzt, so wird, wie beim vergleichbaren autologen Material, ab 4. Tag neuer Knochen gebildet. Die osteoblastische Phase hält bis zum 8. Tage an. Dann kommt es zu regressiven Veränderungen mit schließlich vollständigem Absterben aller Zellen des neu gebildeten Knochengewebes als Ausdruck einer nun einsetzenden Antigen-Antikörper-Reaktion auf das homologe Transplantat, insbesondere auf dessen Zellen. Werden die Späne nun im Lager belassen, so setzt nach 4 Wochen neues Wachstum von lamellärem Knochen an der Oberfläche der Transplantate ein. Die zweite, erst nach 4 Wochen einsetzende osteogenetische Phase ist als *induzierte Osteogenese* aufzufassen. Die unveränderte Hartsubstanz übt jetzt im Stadium ihres Abbaues eine induzierende Wirkung auf das junge Lagerbindegewebe aus; es kommt zur Differenzierung mesenchymaler Zellen zu Osteoblasten.

Eine weitere Bestätigung der osteoblastischen wie induktiven Knochenneubildung bringen wiederum Versuche in Millipore-Kammern.

Nach Verpflanzung von spongiösem Knochen innerhalb einer Diffusionskammer in das Subcutangewebe von Mäusen kommt es gelegentlich — nicht immer — zur Knochenneubildung auch außerhalb der Kammer (Goldhaber, 1961). Nach Verpflanzung homologer Epiphysenfugenspäne unter den beschriebenen Bedingungen kommt es auch außerhalb der Diffusionskammer gelegentlich zur Knochenneubildung (Ecke, 1967a).

Die Stadien der Differenzierung jeder einzelnen Zelle sind bis heute noch nicht voll geklärt. Man nimmt eine chemische Verbindung, Eiweißsubstanzen aus der absterbenden bzw. im Abbau begriffenen Knochengrundsubstanz an, „die auf Regulatorgene in den Zellen des Lagergewebes wirken und dazu führen, daß Operatorgene entsprechende Strukturgene anlagern und sog. Operone bilden. Die Operone stellen eine Matrize für die Proteinsynthese dar" (Jakob, Monod, 1961; zit. nach Ecke, 1967).

Es darf jedenfalls heute als gesichert gelten, daß neben der Osteogenese durch determinierte osteoblastische Zellen auch die induzierte Knochenneubildung möglich ist. Allerdings spielt sie bei der autologen Transplantation eine untergeordnete Rolle. *Die Osteogenese läuft zweiphasig ab, wobei die zweite Phase, die induzierte Knochenneubildung gegenüber der ersten, osteoblastischen Phase eine untergeordnete Rolle spielt und durch die intensivere erste Phase überdeckt wird* (W. Axhausen, 1951, 1952, 1962; Chalmers, 1959).

IV. Immunologie der homoio- und heterologen Knochentransplantation

Das Problem der Homoio- und Heteroplastik liegt in den immunpathologischen Reaktionsabläufen. Das gilt für Organ- wie für Gewebstransplantationen, auch wenn die antigene Potenz bei Knochen, Knorpel und Bindegewebe vergleichsweise zu gefäßreichen, differenzierten, epithelialen Organen gering ist. Bleiben wir erst einmal bei der homoiologen Transplantation. Entscheidend für die Immunabwehr ist der Grad der Histokompatibilität, die durch die individualspezifische Eiweißstruktur in den Kernfraktionen, nicht in den Plasmafraktionen, bestimmt wird (Billingham, Brent, Medawar, 1956; weitere Literatur s. Stroehmann, Vorlaender, 1967). Die im Zellkern lokalisierten Antigene, die Ribonucleoproteide, sind an Zahl unbeträchtlich, die sehr große Variabilität wird jedoch durch die Zahl der Kombinationsmöglichkeiten der Ribonucleoproteide erreicht. Die individualspezifische Eiweißstruktur bedingt, daß eine Immunabwehr auch innerhalb der gleichen Art zustande kommt. Nach der individualunterschiedlichen Transplantation kommt es gesetzmäßig zum Abstoßen des Transplantates. Es erfolgt erst eine Vascularisation von Lymph- und Blutgefäßen am Ort der Transplantation (Medawar, 1954). Die Transplantatantigene gelangen dadurch zu den antikörperproduzierenden Zellen der Lymphknoten des Wirtes. Bis zur Antikörperproduktion vergeht eine bestimmte Latenzzeit: erst nach einem Zeitraum von 7 bis 30 Tagen beginnt die Abstoßung mit einer Invasion von Lymphocyten, Plasmazellen und Histiocyten. Ende dieses Vorgangs ist, soweit wir es bis jetzt beurteilen können, immer die Totalnekrose des Transplantates.

Auf die homoiologe Knochentransplantation übertragen bedeutet das, daß nicht nur — wie ganz allgemein bei der Knochentransplantation — die Knochenhartsubstanz, sondern vor allem die für die Osteogenese so wichtigen osteoblastischen Transplantatzellen absterben. Wir unterscheiden heute zwischen zwei Antigentypen: den H- und T-Antigenen. Die H-Antigene werden durch den Mucopolysaccharidkomplex gebildet; ihr physikalisches Merkmal ist die Thermostabilität. Das H-Antigen spielt aber ursächlich bei der immunologisch bedingten Abstoßung homoiologer Transplantate eine untergeordnete Rolle. Der Nachweis von humoralen Antikörpern als Antwort auf H-Antigene homoioplastischer Transplantate gelang nur selten. Es fanden sich nur sehr geringe Titer, so daß dieser Weg der Sensibilisierung bei der Homoioplastik sicher nur eine untergeordnete Rolle spielen kann. Der entscheidende immunologische Faktor ist das T-Antigen, das durch die Zellen gebildet wird (Billingham, Brent, Medawar, 1956). Das T-Antigen ist thermolabil. Es erzeugt Abwehrstoffe, die an das lymphatische System des Empfängers gebunden sind (Burwell, 1961). Regelmäßig nach Implantation frischer homoiologer Spongiosastückchen subcutan in das Ohr von Kaninchen kommt es zur gewichtsmäßig meßbaren Vergrößerung der regionalen Lymphknoten, die in gewissen Abschnitten der Rinde und des Markes eine Vervielfältigung der großen und mittleren pyroninophilen Zellen aufweisen (Scothorne, McGregor, 1955; Chalmers, 1959). Diese Lymphoidzellen sind allgemein als Entstehungsort der Gewebsabwehrstoffe anerkannt.

Interessant aber sind vor allem die Vorgänge am Implantat selbst. Während frische, autologe Transplantate ohne rundzellige Infiltration einheilen und innerhalb kurzer Zeit Knochen bilden, kommt es auch am homoiologen Transplantat zunächst ab 4. Tag zur geflechtartigen Knochenneubildung. Mit dem Auftreten rundzelliger Infiltrate ab 8. Tag sterben die proliferierenden Osteoblasten und Gefäßsprossen ab; neu gebildeter Knochen geht wieder zugrunde (W. Axhausen, 1953; Burwell, 1961; Deleu, Trueta, 1965; Gilman, Enneking, 1965). Nach Transplantation tiefgekühlter, homoiologer Späne bleibt die frühosteogenetische Phase aus und damit auch eine sicht- und meßbare immunologische Reaktion — ein Hinweis, daß die Abwehrreaktion gegen die cellulären Elemente des Transplantates gerichtet ist.

Das Schicksal eines übertragenen homoiologen Knochenspans wird also ganz entschieden von immunologischen Abwehrreaktionen bestimmt. Diese im Weichteillager gewonnenen Erkenntnisse sind selbstverständlich auf das knöcherne Lager übertragbar, wenngleich die Vorgänge histologisch infolge der Leistung des Lagers nicht so klar überschaubar sind.

Diese Vorgänge machen auch die allgemeine klinische Erfahrung erklärlich, daß homoiologe Transplantate zwar einheilen, gegenüber dem autologen Transplantat jedoch mit höherer Versagerquote und erheblich verzögert (Bosworth, Wright, Fielding, 1953; Fehr, Matti, 1955; Sieber, 1955; Hackethal, 1956; Maatz, 1956; Störig, 1956; Cornesale, Spankus,

1959; Friedebold, Witt, Hanslik, Jendryschik, 1963; Scheier, 1967 u. v. a.). Chemisch konservierte oder tiefgekühlte homoiologe Späne sind dem frischen Transplantat überlegen, da die Antigen-Antikörper-Reaktion auf celluläre Bestandteile entfällt.

Ganz anders laufen die Einheilungsvorgänge am heterologen Transplantat ab. Eine ungewöhnlich starke Gewebsreaktion mit Rundzell-infiltration und Haemorrhagien, weit in das Lagergewebe reichend, verdeutlichen die Abwehrreaktion auf das artfremde Gewebe. Sie übertrifft weit die Abwehrreaktion auf das homoiologe Transplantat. Trotz Tiefkühlung und damit verbundener Zerstörung der Zellen tritt Antigen-Antikörper-Reaktion auf (W. Axhausen, 1954). Die am histologischen Präparat gewonnenen Erkenntnisse finden ihre Bestätigung durch die Antigenforschung. Während nach homoiologer Transplantation nur gelegentlich humorale Antikörper gefunden wurden, steigen nach heterologer Transplantation die humoralen Antikörper als Reaktion auf H-Antigene regelmäßig an (Allgöwer, Blocker, Engley, 1952; Burwell, 1963, 1964). Eine zweite, dem homoiologen Transplantat vergleichbare osteogenetische Phase bleibt aus. Es kommt nicht zur induzierten Knochenneubildung. *Die osteoinduktive Substanz ist individualspezifisch.*

Im bildungsstarken knöchernen Lager wird das frische und tiefgekühlte heterologe Transplantat von neu gebildetem Knochengewebe des Lagers umfaßt. Der Zellreichtum in der Nachbarschaft des Transplantates zeigt jedoch stets eine Reaktion auf das artfremde Gewebe an. Von der Knochenwundfläche her wachsen dann ossifikationsfähige Gewebssprossen des Lagers in die Knochenkanäle ein und beginnen den knöchernen Umbau des toten Transplantates, das sich nicht aktiv am Einbau beteiligt. Der Umbau vollzieht sich langsam und beschränkt sich auf die oberflächlichen Partien.

V. Transplantation veränderter Knochengrundsubstanz

Ob das zellfreie, auch chemisch und physikalisch veränderte knöcherne Transplantat einen gewissen Beitrag zur Osteogenese leisten kann, soll im folgenden diskutiert werden.

Die Anschauung von Barth (1893, 1894, 1895), das Knochentransplantat sterbe insgesamt ab und bilde nur eine Leitschiene, die schließlich schleichend ersetzt wird, beeinflußte lange Zeit die klinische Knochentransplantation. Eine Unterscheidung zwischen autologem, homoiologem oder heterologem Transplantat schien danach nicht mehr erforderlich. Mißerfolge nach frischer und tiefgekühlter Homoio-, besonders aber Heteroplastik konnten nicht ausbleiben. Die Homoioplastik ist zudem belastet mit Schwierigkeiten der Gewinnung. Wollte man nach Kenntnis der immunologischen Reaktion heterologen Knochen der Klinik nutzbar machen, so mußten nicht nur die Zellen entfernt, sondern zur Ausschaltung der immunologisch aktiven H-Antigene auch die Eiweißsubstanzen des Knochengerüstes beseitigt oder zumindest denaturiert werden.

Ein geschichtlicher Überblick über die anerkennenswerten Bemühungen zum Aufbau einer Knochenbank soll hier nicht gegeben werden. Darüber liegen bereits ausführliche Monographien und Einzelarbeiten der neueren Literatur vor (Inclan,

1942; Roth, 1952; Guilleminet, Stagnara und Dubost-Perret, 1953; Judet, Judet, 1954; Dubost-Perret, Delphy, 1955; Lentz, 1955; Ritter, 1956a, b und c; Bauermeister, 1958). Anzuführen sind hier lediglich frühere Versuche mit veränderter Knochengrundsubstanz, sofern sie zur Deutung osteogenetischer Potenz veränderter Knochengrundsubstanzen beitragen.

Seit dem vorigen Jahrhundert war bereits bekannt, daß Knochengewebe, welches gekocht oder ausgeglüht worden war, nach Implantation in eine passende Knochenlücke von neu gebildetem Knochen ersetzt werden kann (Ollier, 1867). Inwieweit diese veränderte Knochensubstanz jedoch aktiv in das Geschehen der Osteogenese eingreift, blieb dabei ungeklärt, da Leistung des knöchernen Lagers und des Implantates sich überdecken. Bereits 1912 wurden Versuche unternommen, gekochte Knochensubstanzen in das Weichteillager zu verpflanzen. Da man keinerlei Knochenneubildung fand, frisch entnommener autologer Knochen jedoch regelmäßig im Weichgewebe neuen Knochen bildete, führte man die unterschiedlichen Ergebnisse auf ein unterschiedliches physikalisch-chemisches Verhalten der beiden Implantattypen zurück (Baschkirzew, Petrow, 1912). Im gekochten Knochen sollen diejenigen Substanzen fehlen, welche Zellelemente des Implantatbettes zur Neubildung von Knochen reizen. Auch spätere Versuche mit ausgeglühten Knochen blieben bezüglich Osteogenese ergebnislos (Rohde, 1924). Andererseits stellte man fest, daß durch geeignete Abwägung der Kalksalzkonzentration eine Knochenbildung im Bindegewebe zuwege gebracht werden könnte (v. Dittrich, 1926). In Implantaten ausgeglühter Knochenstücke, nicht aber in solchen anderweitig zusammengesetzter Kalkgemische entwickelte sich bei jungen Kaninchen in 6 von 10 Versuchen durchschnittlich nach 3 Monaten vorwiegend lamellär gebauter Knochen als Belag auf dem geglühten Implantat (Wurm, 1930). Auf Grund der histologischen Bilder wurde der Schluß gezogen, daß der bei einem gewissen Grad cellulärer Resorptionsfähigkeit in Lösung gehende Kalk ohne Mitwirkung anderer Reizfaktoren ruhendes Bindegewebe in Wucherung bringen und ein osteoblastisches Keimgewebe entstehen lassen kann. Es wird davon gesprochen, daß die Kalksalzkonzentration eine Umstimmung des Bindegewebes bewirkt.

Sehr wichtige Vergleichsversuche von frischen, autoplastischen Knochenstücken und autologen Implantaten, welche nach langem Kochen in Kalilauge, Extraktion mit Aceton usw. vorbehandelt worden waren, ergaben an den frischen, unveränderten Implantaten regelmäßig nach 15 Tagen bereits Knochenneubildung, während an den vorbehandelten Knochenstücken ebenfalls Knochenneubildung einsetzte, allerdings erst nach frühestens 3 Monaten und in verschwindend kleinem Umfang (Orell, 1934). Es wird daraus geschlossen, daß „die Bindegewebszelle außerhalb des Skeletes durch lange chemisch-physikalische Einwirkung des Implantates umgestimmt werden muß, bis sie nicht nur Kollagen bildet, sondern eine knochenbildende und kalkablagernde Funktion übernimmt“. Knochenbildung rings um gekochte Knochenimplantate in die vordere Augenkammer des Hundes wurde ebenfalls nach längerer Implantationsdauer festgestellt, während durch Injektion von Kalk und Magnesiumsalzen keine Ossifikation feststellbar war (Bisgard, 1936).

Insgesamt gesehen konnten die Konservierungsverfahren des Auskochens, Ausglühens oder Macerierens der Knochenspäne nie voll befriedigen. Schon 1899 wies Marchand darauf hin, daß gekochte Späne außerordentlich langsam einheilen. Der Grund läge darin, daß die durch Kochen aufgequollenen und fest gewordenen organischen Substanzen das Einwachsen des Bindegewebes stark verzögern. Ebenso bekannt war, daß macerierte Späne zwar bindegewebig durchwachsen werden, jedoch keine osteogenetische Substanz besitzen, so daß sie schon aus diesem Grunde keine vollwertigen Transplantate darstellen (Roth, 1952).

Seit vielen Jahren wurde präparierter Rinderknochen mit gutem Erfolg dort als Transplantat verwendet, wo er nur mechanische Funktion zu erfüllen hat (Debrunner, 1955). Der Rinderknochen wurde durch Kochen, Äther-Benzin und Alkohol-Extraktion sowie Sterilisation im Autoclaven vorbehandelt. Debrunner glaubte, daß der Knochen durch die eintretende Denaturierung auch „entbiologisiert" würde.

Ein Transplantat, das den immunologischen Forderungen gerecht wird, ist der heterologe, macerierte Rinderknochen nach Maatz und Bauermeister, der als „*Kieler Knochenspan*" bekannt wurde. Seine Vorzüge und Schwächen werden im Fachschrifttum sehr unterschiedlich bewertet.

Durch immunologische Untersuchungsmethoden konnte die Wirkung der Denaturierung des Knochengewebes objektiv nachgewiesen werden (Kienholz, Kemkes, 1956). Nach Implantation von gefriergetrocknetem, also eiweißhaltigem Rinderknochen und darauffolgender Injektion von Rinderserum am Kaninchen wurden Schocksymptome mit tödlichem Ausgang beobachtet. Bei gleichzeitig durchgeführter Implantation und Injektion traten in zwei von fünf Fällen ausgedehnte Nekrosen an der Implantationsstelle auf. Die antigenen, sensibilisierenden Eigenschaften des Rinderknochens wurden also durch die Gefriertrocknung nicht aufgehoben. Wurde dagegen der nach Maatz und Bauermeister behandelte, also irreversibel denaturierte Rinderknochen in gleicher Versuchsanordnung verwendet, so wurden keinerlei Symptome immunologischer Abwehrreaktion oder Einheilungsstörungen gesehen.

Ähnliche klinische Beobachtungen wurden erst kürzlich aus England mitgeteilt: gefriergetrocknete (Boplant) und macerierte (Kieler) heterologe Knochenspäne wurden vergleichend implantiert. Während es nach Implantation von gefriergetrockneten Spänen zu unspezifischen Rundzelleninfiltrationen kam, heilten die macerierten Späne reizlos ein (Sandeman, 1968).

Auf die Technik der hier zur Diskussion stehenden Maceration sei nur ganz kurz eingegangen: das Knochenmaterial stammt im allgemeinen von neugeborenen Kälbern. Die Knochen werden grob-mechanisch von den umgebenden Weichteilen befreit und mit einer elektrischen Bandsäge in entsprechende Stücke geschnitten. Während des in einem speziellen Macerationsgerät folgenden Wässerungsvorganges, in dem die Präparate einige Stunden in fließendem, kaltem Wasser gespült und für zwei Tage in ein 4mal gewechseltes Bad von destilliertem Wasser gelegt werden, erfolgt die notwendige Haemolyse. Je nach Größe, Dicke und Weichteilbesetzung der Präparate werden sie zur Maceration in 20%ige H_2O_2-Lösung bei konstanter Temperatur zwischen 28 bis 120 Stunden eingelegt. Die Lösung wird je nach Bedarf mehrfach gewechselt. Im sog. Ätherdampfsterilisator und -entfetter werden die macerierten Knochenstücke vom Dampf des siedenden Diaethyläthers durchströmt. Die lipoiden Substanzen der Zellmembranen diffundieren in die durch Kondensation an den Oberflächen entstandenen Tröpfchen. Der Dampf schlägt sich an einer Kühlschlange nieder, tropft auf die Präparate und schwemmt die gelösten Fettteilchen hinweg. Gleichzeitig werden die Präparate durch den chemisch aktivierten Äther keimfrei gemacht. Die Trocknung der Präparate bei 37°C auf einer mehrfachen Schicht Filterpapier erfolgt nur so lange, daß sie durch Abgabe ihres strukturgebundenen Wassers nicht rissig werden. Nach dieser Vorbehandlung werden die Späne in sterile Ampullen oder in Kunststoffsäckchen eingeschmolzen. Auf diese Weise bleiben sie unbegrenzte Zeit steril verwendungsfähig.

Durch Maceration in H_2O_2 glaubte man an eine fast vollständige Enteiweißung (Maatz, 1957, Bauermeister, 1958). Diese Ansicht wurde widerlegt. Der Span enthält noch 25 bis 30% Eiweiß, annähernd soviel, wie der nicht macerierte Knochen. Das konnte durch röntgenographische Untersuchungen (Gattow, Münzenberger, 1963) und durch Formamidenteiweißung (Fuchs, Stegemann, Eger, 1963) zweifelsfrei nachgewiesen werden.

Wir haben die macerierten Späne im Quarzofen verascht und einen Gewichtsverlust von 28 bis 32% ermittelt. Der Gehalt an Eiweiß in den macerierten Spänen entspricht dem Anteil von kollagenen Fibrillen. Durch das Macerationsverfahren werden lediglich die ungeformten Intercellularsubstanzen (Mucopolysaccharide) beseitigt, die einen prozentualen Anteil von etwa 1,25% ausmachen (Bargmann, 1967).

In der Monographie von Bauermeister (1958),, Experimentelle Grundlagen für den Aufbau einer neuen Knochenbank" werden Versuche mitgeteilt, in denen „metaplastische" Knochenneubildung im Weichteillager, 15 Tage nach Verpflanzung macerierter, heterologer Späne in die autochthone Rückenmuskulatur des Hundes in 50% der Fälle beobachtet wurde. Das war etwas ganz Neues. Seit systematische Osteogeneseforschung betrieben wird, konnte niemals nach Beseitigung des osteogenetischen Keimgewebes und nach Veränderung der Grundsubstanz durch Kochen, Glühen oder Macerieren in so kurzer Zeit Ostoegenese beobachtet werden. Spärliche Knochenneubildung beobachtete man an gekochten oder macerierten Implantaten frühestens nach 3 Monaten. Das hier verwendete Macerationsverfahren mußte etwas ganz entscheidend Neues gebracht haben, es sei denn, Versuchsanordnung oder Schlußfolgerung stimmten nicht.

D. Experimenteller Teil

I. Implantation macerierter, heterologer Spongiosa in das Muskellager

Die osteogenetische Potenz eines Transplantates kann nur im knochenfreien Lager oder — wie heute gelegentlich versucht wird — in Milliporekammern geprüft werden. Einpflanzungen in das knöcherne Lager besitzen keine Aussagekraft über die osteogenetische Leistung des Transplantates, da alle Abläufe der Knochenneubildung durch die Lagerleistung überdeckt werden. Wir gaben zur Prüfung der osteogenetischen Potenz fabrikmäßig gelieferter, macerierter Späne dem Muskellager vor der Milliporekammer den Vorzug, um Vergleichsmöglichkeiten mit den in der Literatur mitgeteilten Versuchen zu schaffen. Da die osteogenetische Potenz ausdrücklich an menschlichen Versuchen bestätigt wurde (Haasch, 1963), wählten wir ebenfalls das Muskellager des Menschen als Implantatort. Wir implantierten allerdings nicht in die Rücken- und Extremitätenmuskulatur, da die nahe Beziehung der Muskulatur zum Knochen die Ergebnisse evtl. verschleiern könnte.

1. Versuchsserie. Wir verpflanzten handelsübliche Kieler Knochenspanspongiosa im Einvernehmen mit Patienten, bei denen ein zweitzeitiger Eingriff am Dickdarm geplant war, in den M. rectus abdominis. Von 8 Patienten konnten die Präparate wiedergewonnen werden nach einer Implantationsdauer von 14 bis 112 Tagen. Zwei Präparate (49 bzw. 112 Tage implantiert) waren wegen Infektion nicht verwertbar. Die Infektionen dürfen nicht dem Span, eher den infektgefährdeten Eingriffen am Dickdarm angelastet werden. Die übrigen 6 gewonnenen Späne waren reizlos eingeheilt.

Die 1—2 $\times$ 1 $\times$ $^1/_2$ cm großen Späne waren so in den längs gespaltenen M. rectus eingepflanzt worden, daß sie allseits von Muskulatur umgeben waren.

Die Implantate waren zum Zeitpunkt der Entnahme teilweise nur locker mit der Umgebung verbunden, die Muskulatur ließ sich relativ leicht abschieben; mit zunehmender Implantationsdauer wurde die Verbindung zur Umgebung inniger. Ab 8. Woche war bereits makroskopisch eine deutliche Größenabnahme der Präparate erkennbar.

Die Präparate kamen nach der Entnahme in 10%iges Formaldehyd und wurden in salpetersaurem Formalin nach Wittmaack entkalkt. Sie wurden in Zelloidin eingebettet, in Serien von 15 bis 20 μ Dicke geschnitten und mit Hämotoxylin-Eosin und nach van Gieson gefärbt.

Besprechung der histologischen Ergebnisse. Wir konnten in keinem der Präparate, auch nicht nach 93 Tagen, Zeichen von Osteogenese erkennen. Es fehlen Osteoblastensäume, Osteoid oder geflechtartiger Knochen. Die Implantate werden vom Lager aus mit zunehmender Implantationsdauer von mehr oder weniger reifem Bindegewebe besiedelt. Das Bindegewebe führt reichlich Gefäße und Capillaren mit. Bereits nach 14 Tagen ist ein reger riesenzelliger Abbau erkennbar (Abb. 1). Die Riesenzellen haben enge Beziehung zu den Gefäßen. In den Knochenbälkchen sind eigentümliche, von Riesenzellen unabhängige, wellige Auflockerungsstrukturen erkennbar. Sie sind Ausdruck eines acellulären *halisteretischen* Abbaues. Nach 35 Tagen ist der celluläre Abbau außerordentlich stürmisch. Nach 63 Tagen sind die Bälkchen bereits erheblich rarifiziert und nach 93 Tagen ist der Schwund noch ausgeprägter (Abb. 2). Der celluläre Abbau ist jedoch nach so langer Zeit weitgehend zum Stillstand gekommen. Jedes

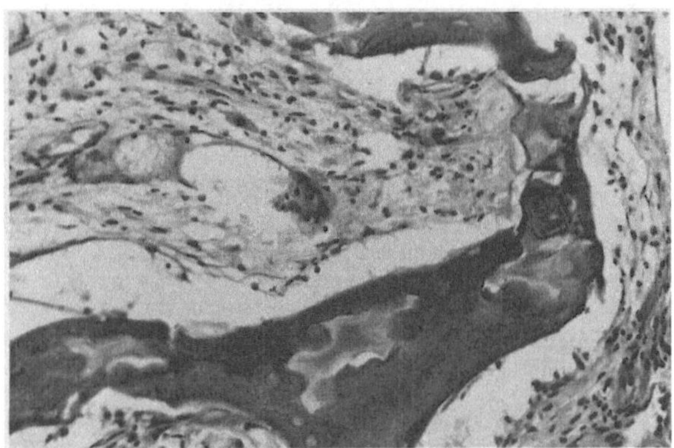

Abb. 1. Macerierte, heterologe Spongiosa, in die Bauchmuskulatur des Menschen verpflanzt; 14 Tage nach Verpflanzung (Präp. 1, Vergr. 640fach). — Maceriertes Knochenbälkchen von lockerem Lagerbindegewebe umgeben; 2 langgestreckte Osteoclasten am Rande und wellige Auflockerungsstrukturen im Inneren des Bälkchens kennzeichnen den cellulären und halisteretischen Abbau des Implantates. Keine Zeichen von Osteogenese!

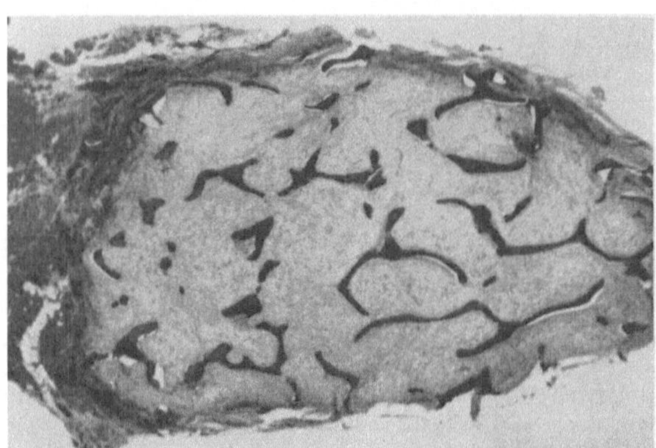

Abb. 2. Macerierte, heterologe Spongiosa, in die Bauchmuskulatur des Menschen verpflanzt: 93 Tage nach Verpflanzung (Präp. 7, Vergr. 200fach). — Deutlicher Schwund des Implantates; faserreiches, zellarmes Bindegewebe durchwächst das Implantat und scheidet jedes einzelne Bälkchen ein. Kein cellulärer Abbau mehr erkennbar, tote Einheilung ist vollzogen. Keine Zeichen von Knochenneubildung

einzelne Bälkchen wird von einem dichten Fasermantel umgeben. Die Einheilung als Fremdkörper ist vollzogen.

II. Implantation enteiweißter und entkalkter Späne in das spongiöse Lager

Von den Befürwortern des Macerationsspanes werden gerade die in physiologischer, leicht erschließbarer Struktur dargebotenen Kalksalze als osteoinduktive Komponente des Spanes angesehen. Implantationen veraschter Späne — das sind Späne ohne organische Grundsubstanz aber mit erhaltener kristalliner Struktur der Kalksalze — in das Weichteillager führen im allgemeinen zu ausgedehnter bindegewebiger Reaktion, niemals zur Knochenneubildung (Sandeman, 1968). Ob jedoch die Kalksalze in direkter Beziehung zum neu entstehenden Knochen im ersatzstarken Lager die Osteogenese fördern, soll im folgenden geprüft werden.

2. Versuchsserie. Wir implantierten bei einer Serie von 7 Hunden in das spongiöse Lager des Tibiakopfes Kieler Späne in ein Stanzloch von 5 mm Durchmesser. 7 Späne wurden vor der Implantation im Quarzofen verascht, 7 Späne in Salpetersäure entkalkt. Neben den Implantaten wurden zum Vergleich ebenso große Leerhöhlen angelegt. In den re. Tibiakopf wurden jeweils die entkalkten, in den li. Tibiakopf die veraschten Späne implantiert. Unter sorgfältiger Behandlung blieb die Bälkchenstruktur der sehr brüchigen, veraschten Späne erhalten.

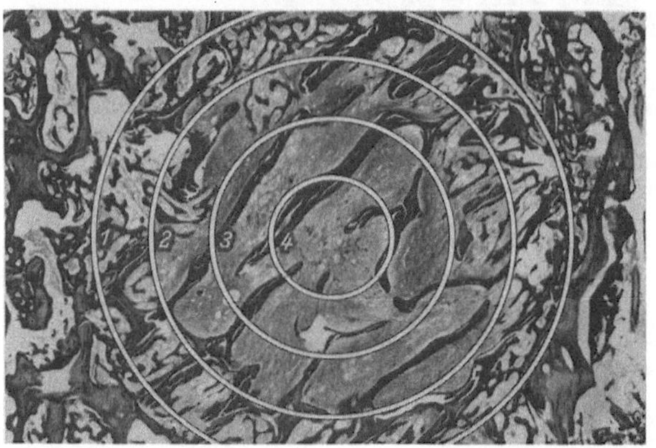

Abb. 3. Lupenübersicht über einen Stanzdefekt (Präp. H 26a, Vergr. 40fach) im spongiösen Lager: Einteilung in vier Zonen durch ein Meßocular

Nach 7 bis 49 Tagen wurden die Implantate mit umgebender Spongiosa entnommen. Die Präparate kamen in 10%iges Formaldehyd und wurden in salpetersaurem Formalin nach Wittmaack entkalkt. Sie wurden in Paraffin eingebettet und in Hämatoxylin-Eosin, z.T. in Azan gefärbt. Alle Präparate wurden durch Serienschnitte aufgearbeitet.

Eventuelle unterschiedliche Ausbreitung des vom Lager einsprossenden neuen Knochens wurde durch ein Meßocular ermittelt (Abb. 3), durch das die Lupenübersicht in vier Zonen eingeteilt wurde (Lentz, 1955).

Tabelle 1

Versuchs-Nr.	Implantationsdauer in Tagen	Späne	
		verascht	entkalkt
H 27	7	—	±
H 26	14	—	±
H 25	21	—	—
H 24	28	—	±
H 22	35	±	—
H 21	42	±	—
H 23	49	—	+

In Tabelle 1 sind die vergleichenden Ergebnisse zusammengefaßt. Als Erklärung der Tabelle ein Beispiel: hat die vom Lager ausgehende Knochenneubildung in der Implantathöhle Zone 3, in der dazugehörigen Leerhöhle erst Zone 1 oder 2 erreicht, dann wird das Ergebnis mit „+" bezeichnet; ist die Knochenausbreitung gleichweit fortgeschritten, wird das Ergebnis mit „±", ist sie vermindert, mit „—" bezeichnet.

Besprechung der histologischen Ergebnisse: In zwei mit veraschten Spänen ausgefüllten Höhlen war gleichviel neuer Knochen entstanden, wie in der Leerhöhle, fünfmal war die knöcherne Durchwachsung der

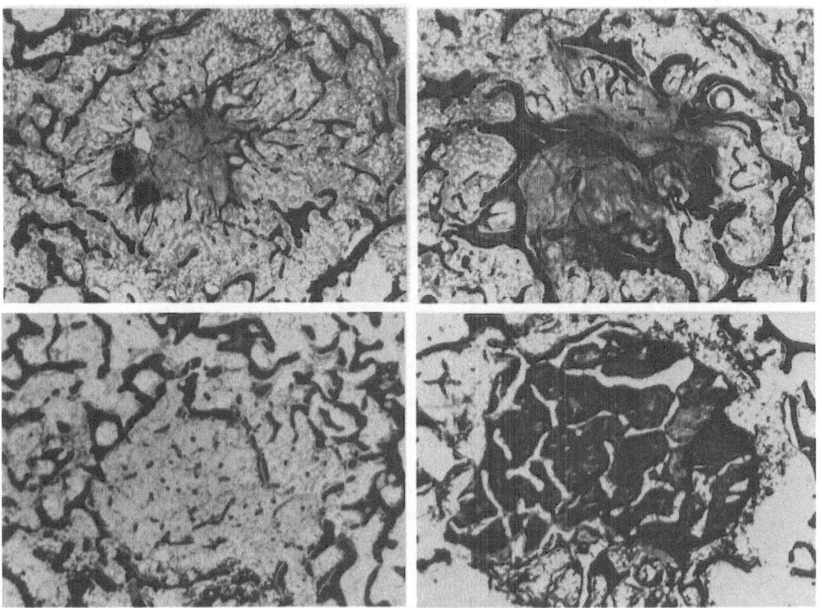

Abb. 4. Lupenübersicht über 4 Stanzdefekte im spongiösen Lager des Hundes, 35 Tage nach Implantation (Präp. H 22a und H 22b, Vergr. 40fach). Oben li. Leertest, oben re. Implantat eines in Salpetersäure entkalkten, macerierten Rinderspanes; unten li. Leertest, unten re. Implantat eines im Quarzofen veraschten, macerierten Rinderspanes. Stärkste Bindegewebsreaktionen im veraschten Span; keine Beschleunigung der Osteogenese durch das Collagen- oder durch das Kalksalzgerüst

veraschten Späne gegenüber der Leerhöhle deutlich vermindert. Im Vergleich dazu war in den mit entkalkten Spänen ausgefüllten Höhlen einmal die knöcherne Durchwachsung etwas weiter fortgeschritten als in der Leerhöhle, dreimal war sie gleich und dreimal vermindert.

Die neu gebildeten Knochenbälkchen wachsen vom Lager in die Höhle ein, lagern sich an die Implantatbälkchen an, füllen jedoch die Räume zwischen den Implantatbälkchen ebenso aus; eine regelrechte Affinität zu den Implantaten besteht nicht. In den Höhlen mit den veraschten Spänen ist durchwegs mehr Fasergewebe entstanden als in den anderen Höhlen (Abb. 4).

III. Abbau frischer und macerierter Knochengrundsubstanz

Implantationen in ein spongiöses, ersatzstarkes Lager bleiben umstritten, solange sie über Eigenleistung eines Implantates Auskunft geben sollen. Das spongiöse Lager ist enorm reparationsfreudig. Sehr viel aufschlußreicher scheint uns der *Ablauf des knöchernen Umbaus* zu sein, da wir ja wissen, daß die Knochengrundsubstanz nicht einfach vom Wirt übernommen, sondern vollständig umgebaut wird.

Ein Vergleich mit den Abbauvorgängen am autologen Transplantat scheint dabei unerläßlich zu sein.

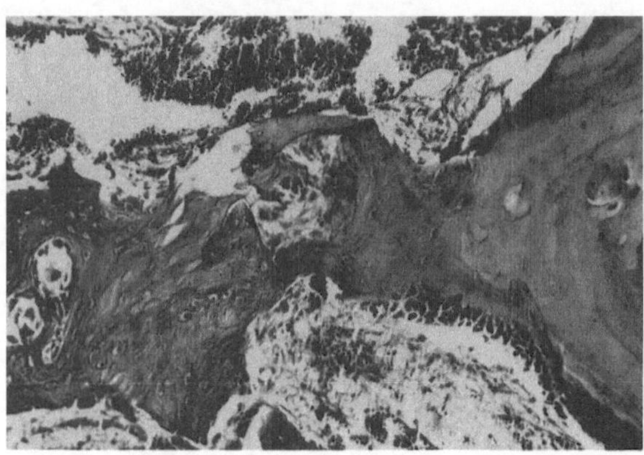

Abb. 5. Autologes, spongiöses Transplantat im spongiösen Lager des Hundes, 21 Tage nach der Verpflanzung (Präp. 36a, Vergr. 206fach). — Reger Abbau durch ein- und mehrkernige Osteoclasten. Substitution des Transplantates (re. im Bild) ist voll in Gang

a) Abbau frischer autologer Knochengrundsubstanz

Die Appositions- und Resorptionszonen im unverletzten Knochen sind Ausdruck eines ständigen An- und Abbaues von Knochengewebe. Ist der Abbau krankhaft gesteigert, wie etwa nach einer Transplantation, so herrscht die riesenzellige Osteoclasie vor, die sich in charakteristischer Form vollzieht. Der Abbau geschieht dabei nicht nur an der äußeren Oberfläche der Bälkchen und der Compacta, sondern auch an der inneren Oberfläche im Bereich der Haversschen Kanäle. Neben den riesenzelligen Osteoclasten beteiligen sich, wie unter physiologischen Bedingungen, auch einkernige Osteoclasten am Abbau, die meist kettenförmig in Mehrzahl auftreten und Resorptionszonen entwickeln (Abb. 5).

Aus Beobachtungen des physiologischen und pathophysiologischen Umbaues des Skeletknochens wissen wir, daß die Osteocyten Mikrozentren darstellen, die durch ihre Zellfunktionen das lebende Gefüge der Grundsubstanz aufrechterhalten, es aber unter besonderen Bedingungen auch abzuändern vermögen (Zawisch, 1927, 1929). Die Grundsubstanz ist durch die Osteocyten beeinflußbar; beide Elemente sind eine physiologische Einheit. Die Osteocyten sind nicht in „Einzelhaft gehaltene Gefangene der verkalkten Matrix“ (Rutishauser, 1951). Je nach Bedarf vermag der Osteocyt osteoblastisch — Verkleinerung der Lacune — oder osteolytisch — Vergrößerung der Lacune — zu wirken (Lipp, 1954).

Diese Fähigkeit des Osteocyten zum Funktionswechsel gilt auch für das Transplantat. Das autologe Transplantat wird nicht nur von ein- und mehrkernigen Osteoclasten an der inneren und äußeren Oberfläche abgebaut, sondern auch durch osteocytäre Resorption. Unter günstigen Ernährungsbedingungen überleben die Osteocyten zumindest für gewisse Zeit und unterstützen den Abbau der Grundsubstanz. Wir beobachten jedenfalls, daß in ganz bestimmten Bezirken — nicht überall — die Osteocytenlacunen im transplantierten, lamellären Knochenbälkchen

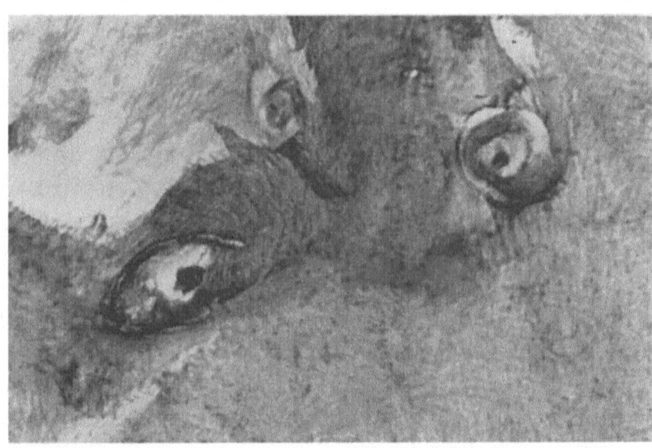

Abb. 6. Autologes, spongiöses Transplantat im spongiösen Lager des Hundes, 21 Tage nach der Verpflanzung (Präp. H 36a, Vergr. 2048fach). — 2 Osteocyten eines Transplantatbälkchens in resorptiv erweiterten Lacunen. Die überlebenden Osteocyten beteiligen sich am Abbau der transplantierten Knochengrundsubstanz

größer werden. Ein Resorptionshof umgibt die Osteocyten, während an anderen Transplantatbezirken die Osteocytenlacunen vergleichsweise mit den Osteocyten der Lagerbälkchen gleichgroß sind. Hier waren die Osteocyten offensichtlich auf Grund ungünstiger Diffusionsbedingungen nach der Transplantation nicht mehr aktiv. Die Grundsubstanz wird dann ausschließlich an der inneren und äußeren Oberfläche durch ein- und mehrkernige Osteoclasten abgebaut.

Wir zweifeln nicht daran, daß Osteocyten am Abbau der transplantierten Grundsubstanz sich beteiligen. Nicht jede Zelle überlebt die Ausweitung ihrer Lacune. Sie kann nur dann überleben, wenn ein Teil ihres Protoplasmas von der während des Abbaues auftretenden und immer stärker werdenden, durch Metachromasie erkennbaren Degeneration verschont bleibt (Abb. 6).

Jedoch nicht in jedem Fall autologer Transplantation ist das Nebeneinander ein- und mehrkerniger Osteoclasten und osteocytärer Resorption so offensichtlich. Häufig überwiegt die riesenzellige Osteoclasie. Eines aber ist sicher: Abbau und Substitution transplantierter, unveränderter autologer Knochengrundsubstanz erfolgt rasch und vielgestaltig. Je rascher und vollständiger der Abbau, um so intensiver ist die induktive

Stimulierung osteoblastischer Zellen sowie unspezifischer Mesenchymzellen, die durch den Abbau der Hartsubstanz zu Osteoblasten induziert werden.

3. Versuchsserie, Teil A. An 7 Hunden wurden autologe, spongiöse Bolzen in ein Stanzloch von 5 mm Durchmesser in das spongiöse Lager des Tibiakopfes neben einem ebenso großen Kontrolloch implantiert.

Die Präparate (H 37a, H 36a, H 31a, H 34a, H 32a, H 35a, H 33a) wurden en bloc nach 7, 21, 35, 57, 77, 170 und 240 Tagen mit umgebender Lagerspongiosa entnommen. Nach Fixierung in 10%igem Formaldehyd und Entkalkung in salpetersaurem Formalin nach Wittmaack wurden sie in Paraffin eingebettet, in Hämotoxylin-Eosin gefärbt und durch Serienschnitte aufgearbeitet.

Besprechung der histologischen Ergebnisse: Während nach 21 Tagen die Unterscheidung zwischen Implantat und neu gebildetem Knochen noch sehr gut möglich ist, ist nach 35 Tagen der Umbau bereits so lebhaft, der Ersatz der im Durchmesser nur 5 mm großen Transplantate so weit fortgeschritten, daß an vielen Stellen histologisch eine echte Trennung zwischen Transplantat und neuem Knochen kaum noch möglich ist. Nach 57 Tagen ist der Umbau vollzogen. Es ist zu diesem Zeitpunkt nicht mehr zu erkennen, ob die Höhle ehemals leer oder von Implantat ausgefüllt war. Gegenüber dem Lager heben sich die ehemaligen Defekte allerdings noch ab durch etwas stärkeren Zellreichtum ihres inzwischen bereits lamellär strukturierten Knochens (s. Abb. 7a, S. 29). Nach 77 und 240 Tagen ist nicht mehr zu erkennen, ob je eine Verletzung des spongiösen Knochens vorgelgen hat, während nach 170 Tagen zwei Bezirke mit etwas plumperen Bälkchen inmitten zarter Spongiosa auf die ehemalige Transplantation bzw. Leerhöhle schließen lassen.

b) Abbau macerierter, heterologer Knochengrundsubstanz

Vergleichen wir den Abbau autologer, frischer und heterologer, macerierter Späne im ersatzstarken spongiösen Lager, so ergibt sich ein völlig anderes Bild.

3. Versuchsserie, Teil B. Den 7 Tieren mit autologen Implantationen wurden am Tibiakopf der Gegenseite Kieler Späne implantiert, jeweils neben einer Leerhöhle (Präparate H 37b, H 36b, H 31b, H 34b, H 32b, H 35b, H 33b). Der Durchmesser der Höhlen betrug jeweils 5 mm; die macerierten Späne wurden wie die autologen Späne der anderen Seite formschlüssig in die Höhlen eingepaßt. Entnahme und Bearbeitung der Präparate wie oben, unter Teil A beschrieben.

Besprechung der histologischen Ergebnisse: Wie am autologen Implantat, ist nach 7 Tagen am macerierten Span noch nicht viel Abbau erkennbar. Nach 21 Tagen ist die ganze Implantathöhle von neu gebildetem Knochen durchwachsen. Es ist geflechtartiger Knochen, der in den Randpartien bereits wieder durch ein- und mehrkernige Osteoclasten abgebaut und zu Lamellenknochen umgebaut wird. Die macerierten Implantatbälkchen sind aufgefasert, brüchig. Sie werden von neu gebildetem Knochen umgeben. Es fehlt am ganzen Präparat, sowohl in der Peripherie wie im Zentrum, der celluläre Abbau. Trotzdem erscheinen die Implantatbälkchen verkleinert. Sie werden offenbar halisteretisch, also nicht cellulär abgebaut.

In dem nach 35 Tagen gewonnenen Präparat hinkt die knöcherne Durchbauung erheblich hinter der der Leerhöhle her; ein großer Teil des

Implantates im Zentrum wird durch Fasergewebe eingehüllt. In der Bindegewebszone wird der macerierte Span teilweise durch Riesenzellen abgebaut. An Stellen, wo er von neu gebildetem Knochen umgeben ist, fehlt dieser celluläre Abbau. Cellulärer Abbau findet allerdings am neu gebildeten Knochen statt, sofern er noch faserig strukturiert ist. In der Peripherie, wo die Umlagerung zu Lamellenknochen vollzogen ist, fehlt jeglicher Abbau. Hier werden die macerierten Implantatbälkchen als Fremdkörper umschlossen.

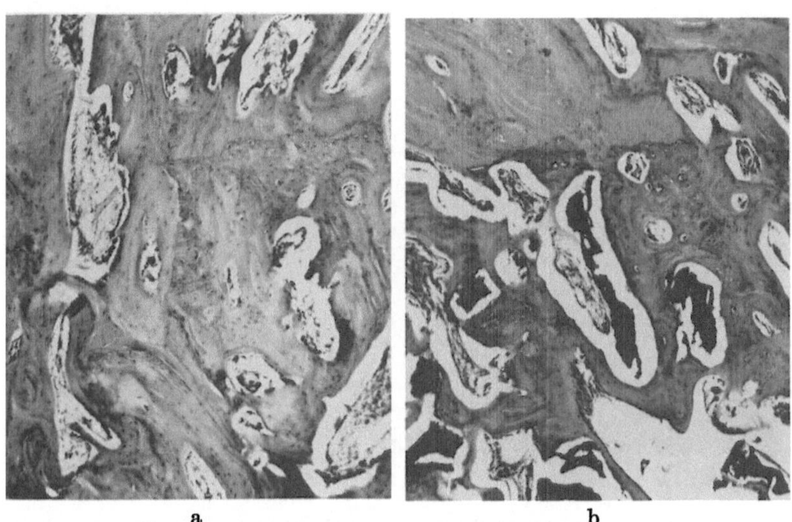

Abb. 7a u. b. a Implantation autologer Spongiosa; b Implantation macerierter, heterologer Spongiosa in den Tibiakopf des Hundes, 57 Tage nach der Verpflanzung (Präp. H 34a und b, Vergr. 160fach). Das autologe Transplantat ist völlig umgebaut, der Ort der Implantation ist nur noch am stärkeren Zellreichtum und an einer gewissen Unordnung der Struktur zu erkennen. Große Reste des macerierten Spanes (b) werden von lamellärem Knochen umschlossen, ohne cellulär abgebaut zu werden

Nach 57 Tagen ist das Bild unverändert: Lamellenknochen umhüllt die toten, etwas rarifizierten Bälkchen des macerierten Implantates (Abb. 7b).

Keine neuen Gesichtspunkte ergeben sich nach 77 Tagen. Nach 170 Tagen ist kein macerierter Knochen auffindbar. Auch ein Hinweis auf abgelaufene regenerative Vorgänge fehlt. Wir sehen normal lamellär strukturierte Spongiosa. Wir müssen unterstellen, daß der macerierte Span vollständig abgebaut und durch neuen Knochen ersetzt wurde. Da jedoch jeder Hinweis auf Knochenregeneration fehlt, im autologen Präparat der anderen Seite sogar noch der ehemalige Ort der Implantation durch plumpere Bälkchen zu erkennen ist, scheint es wahrscheinlicher, daß bei der Entnahme der Ort der Implantation nicht getroffen wurde.

Besonders interessant ist das Präparat nach einer Implantationsdauer von 240 Tagen. Die Leerhöhle ist nicht mehr zu erkennen. In einem blutbildenden Mark liegen die macerierten, heterologen Bälkchen allseits umhüllt von lamellären Spongiosabälkchen. Im Zentrum des Implantates noch ein Areal von Fasermark. Der heterologe Knochen ist nur mäßig rarifiziert. Er ist brüchig, wird aber an keiner Stelle cellulär abgebaut. Er liegt als toter Fremdkörper eingebettet im lagereigenen Knochen (Abb. 8).

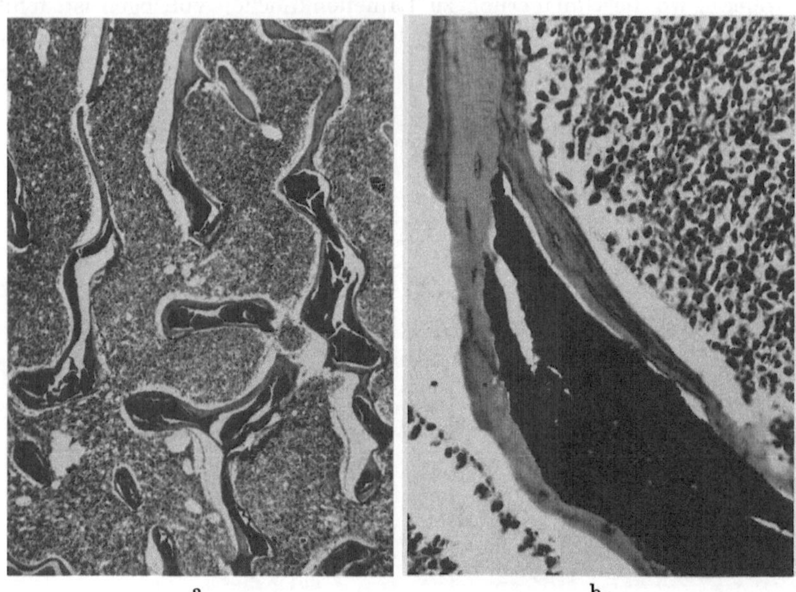

Abb. 8. a heterologe, macerierte Spongiosa, implantiert in spongiöses Lager; 240 Tage nach der Verpflanzung (Präp. H 33 b, Vergr. 100fach). Nur mäßige Resorption an den macerierten Bälkchen, die von lamellärem Knochen umgeben werden; kein cellulärer Abbau; b das Präparat H 33 b in stärkerer Vergrößerung (1000fach)

c) Abbau macerierter, autologer Knochengrundsubstanz

Es bleibt zu prüfen, ob zwischen dem Abbau macerierter, autologer und macerierter, heterologer Grundsubstanz ein Unterschied besteht.

4. Versuchsserie: Bei einer Serie von 8 Hunden wurden autologe Spongiosabolzen nach dem von der Kieler Schule angegebenen Verfahren maceriert und den Tieren nach Bearbeitung der Späne wieder implantiert. Die Bolzen wurden vom distalen Radius entnommen und nach Maceration in den Tibiakopf eingepflanzt. Ein Tier starb nach der zweiten Operation; 7 Tiere blieben zur Auswertung. Die Implantationsdauer betrug 15 bis 62 Tage (H 46 a, H 47 a, H 44 a, H 48 a, H 42 a, H 43 a, H 41 a).

Zum Vergleich wurden in den Tibiakopf der anderen Seite fabrikmäßig macerierte, heterologe Späne implantiert (H 46 b, H 47 b, H 44 b, H 48 b, H 42 b, H 43 b, H 41 b).

Der Durchmesser der Defekte betrug 5 mm, die Implantate wurden formschlüssig eingepaßt. Sie wurden entnommen, fixiert, entkalkt und gefärbt, wie auf S. 28 beschrieben.

Besprechung der histologischen Ergebnisse: Der Ablauf des knöchernen Durchbaues macerierter, autologer Späne unterscheidet sich nicht von

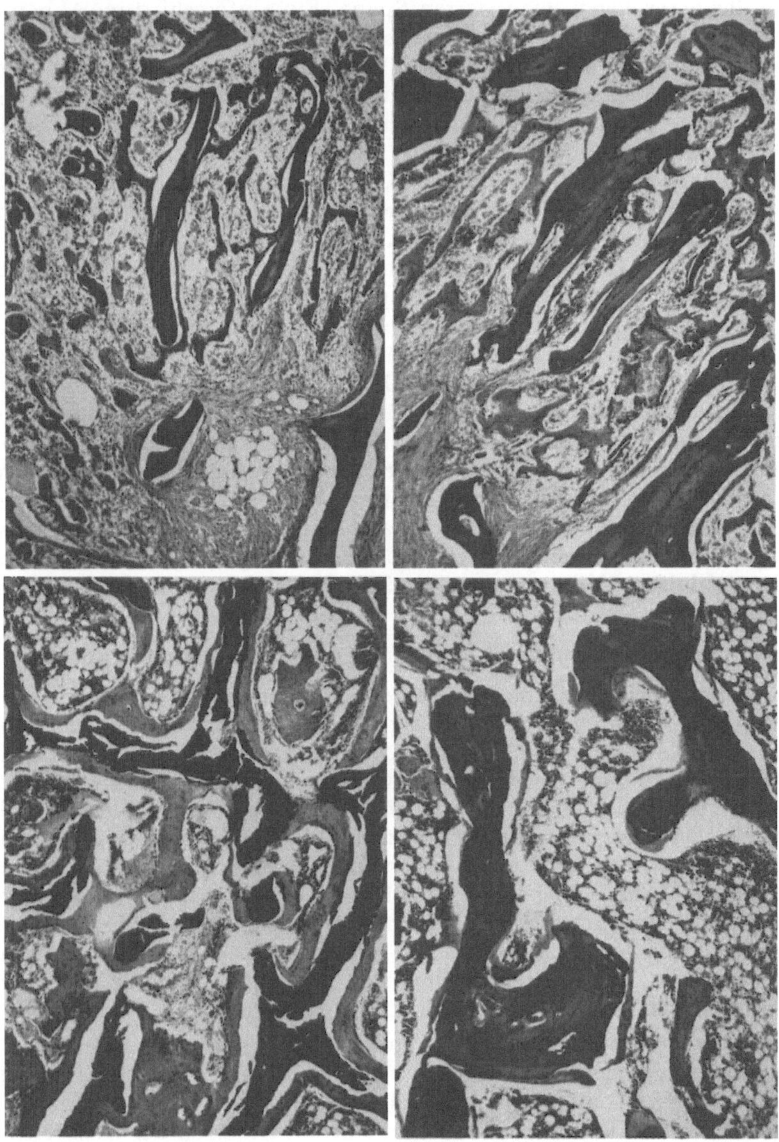

Abb. 9. Implantation macerierter, autologer und macerierter, heterologer Knochengrundsubstanz in das spongiöse Lager; oben 15 Tage, unten 62 Tage nach der Verpflanzung (Präp. H 46a u. b, H 41a u. b, Vergr. 112fach). Nach 15 Tagen minimaler cellulärer Abbau der macerierten Grundsubstanz (li. heterolog, re. autolog); riesenzelliger Abbau betrifft vorwiegend den jungen Faserknochen. Nach 62 Tagen Umlagerung des Faserknochens in Lamellenknochen vollzogen; cellulärer Abbau sistiert. Die macerierten, autologen und heterologen Bälkchen werden fast unverändert vom Lagerknochen umschlossen

dem der heterologen, macerierten Späne. Ein Unterschied im Abbau ist ebenso nicht zu erkennen. In den Partien, wo die macerierten Bälkchen bindegewebig eingescheidet werden, ist auch riesenzelliger Abbau zu erkennen. Wo Faserknochen gebildet ist, sind ebenfalls reichlich ein- und mehrkernige Osteoclasten tätig, doch ist nicht immer ganz sicher, ob der Abbau mehr dem macerierten oder dem neu gebildeten Faserknochen gilt. Da nach kurzer Zeit Umbau zu Lamellenknochen zu beobachten, der macerierte Knochen aber fast unverändert noch vorhanden ist, betrifft der hauptsächliche Ab- und Umbau den neu gebildeten Faserknochen. Nach 62 Tagen sind macerierte, autologe und heterologe Implantate durchwegs von Lamellenknochen eingemauert. Ein gewisser Schwund an den macerierten Spänen ist wohl eingetreten. Zu dem Zeitpunkt, da Lamellenknochen die toten Bälkchen umgibt, sistiert der celluläre Abbau an den toten Bälkchen vollständig. Die Implantate sind als Fremdkörper eingekapselt und werden nur noch in einem äußerst langsamen Prozeß halisteretisch abgebaut oder evtl. für immer als Fremdkörper eingekapselt. Die Abb. 9 zeigt macerierte, autologe und heterologe Späne, 15 bzw. 62 Tage nach der Implantation. Während nach 15 Tagen noch Faserknochen und cellulärer Abbau zu erkennen ist, wird nach 62 Tagen der macerierte Knochen von Lamellenknochen eingescheidet, ein nennenswerter cellulärer Abbau fehlt (Abb. 9).

IV. Knochentransplantat, Leitschiene neu gebildeten Knochens?

Dem macerierten Knochenspan fehlt osteoinduktive Potenz. Diese Feststellung darf nach den vorausgehenden Untersuchungen getroffen werden. Zudem wird der Span nur zögernd abgebaut. Um so mehr überraschen Mitteilungen in der Literatur über seine gute Verwendbarkeit bei den verschiedensten chirurgischen und orthopädischen Eingriffen. Es wird ein neuer Begriff in die Diskussion gebracht: der Begriff der Calluslockung durch Angebot einer anatomisch-physiologischen Leitschiene. Der neu gebildete Knochen lagert sich — so wird vermutet — an den implantierten Knochen an, benützt ihn als Leitschiene und füllt deshalb sehr viel schneller einen Defekt im Knochen aus. Bei Verwendung als Anlegespan, z. B. zur Behandlung von Pseudarthrosen, soll die Leitschiene für den neu gebildeten Callus eine ganz wesentliche Rolle spielen.

Wir haben durch Implantation macerierter, spongiöser Blöcke in das spongiöse Lager und durch Anlagerung von Spongiosa-Corticalisspänen an die verletzte Diaphyse geprüft, ob neu gebildeter Knochen sich einer angebotenen Leitschiene bedient oder eigenen Gesetzen der Ausbreitung folgt.

Seit 1954 gilt der Spongiosatest nach Maatz, Lentz und Graf als das klassische Verfahren zur Prüfung der Wertigkeit knöcherner Transplantate. Im spongiösen Lager wird ein Stanzloch von 5 mm Durchmesser angelegt, das mit dem zu prüfenden Implantat aufgefüllt wird. Ein ebensogroßes Kontrolloch bleibt leer. Nun wissen wir aber um die ausgezeichnete Regenerationsfähigkeit der Spongiosa. Der rasche knöcherne Durchbau von Frakturen und Osteotomien in der gelenknahen Spongiosa unterstreicht die osteogenetische Potenz des gelenknahen Knochenabschnittes.

Uns scheint ein Defekt von 5 mm Durchmesser in einem vitalen spongiösen Lager nicht groß genug zu sein, um repräsentative Aussagen über die Wertigkeit eines Implantates zu machen. Die Lagerleistung überdeckt alle Vorgänge. So verwundert es nicht, daß in dem einen oder anderen Fall bereits nach 15 bis 20 Tagen der Defekt vollständig knöchern durchbaut ist. Um vom spongiösen Lager eine größere Leistung zu fordern und den Ablauf des Durchbaues besser studieren zu können, wählten wir daher ganz einfach einen größeren Durchmesser des Stanzloches.

5. Versuchsserie: An 10 Hunden wurde im Tibiakopf ein Stanzloch von 10 mm Durchmesser angelegt. Da für einen Kontrolldefekt diesen Durchmessers der Tibiakopf des Hundes im allgemeinen zu klein ist, wurde der Kontrolldefekt gleichen Durchmessers im Tibiakopf der anderen Seite gesetzt. Wir wählten zur Kontrolle ausdrücklich wieder den Tibiakopf und nicht etwa die Oberschenkelcondylen, da die Vascularisationsbedingungen jeweils gleich sein müssen.

In den Defekt des re. Tibiakopfes wurden jeweils handelsübliche, macerierte, heterologe Spongiosaspäne (Kieler Späne) formschlüssig implantiert, der Defekt des li. Tibiakopfes blieb jeweils als Leertest frei. Er gibt die osteogenetische Potenz des Lagers bzw. des Knochengewebes des betreffenden Hundes wieder.

Die Präparate wurden nach 5 bis 61 Tagen entnommen und histologisch bearbeitet wie auf S. 28 beschrieben.

Um möglichst genau über den quantitativen knöchernen Durchbau des Defektes aussagen zu können, begnügten wir uns nicht mit der Bestimmung der Knochenausbreitung durch das Meßocular, sondern wählten die planimetrische Messung. Von den Serienschnitten wurde jeweils ein mittlerer Schnitt aus dem zentralen spongiösen Tibiabezirk ausgewählt. Davon wurden mit dem Ultraphot (Zeiss) Übersichtsaufnahmen in 7facher Vergrößerung gemacht. Mit dem Planimeter (Ott-Planimeter, Typ 10) wurde die Gesamtfläche der Implantat- und Leerhöhlen planimetriert. Von der Gesamtfläche wurde die nicht von Knochen durchwachsene, planimetrisch ermittelte Fläche abgezogen. Der verbliebene Regenerationsraum des Knochenlagers wurde in Relation zur Fläche des gesamten Stanzlochs gebracht. Ist der regenerierende Knochen bis zum Zentrum des Bohrloches vorgedrungen, beträgt die Regenerationskraft 100%.

Aus der Serie von 10 Tieren konnte der knöcherne Durchbau nur von 9 Tieren planimetrisch bestimmt werden, da das Präparat eines Tieres (H 9b) bei der Entnahme in der Mitte durchgesägt wurde. Wenn auch eine planimetrische Bestimmung der Regenerationskraft dieses Tieres nicht möglich ist, so wird in diesem Fall die mengenmäßige Ausbreitung des neu gebildeten Knochens in Abb. 10 zumindest optisch deutlich.

Tabelle 2

Vers. Nr.	Implantationsdauer (Tage)	Implantathöhle	Leerhöhle	Vergleich der Durchwachsungsraten: 100% L—x% J[a]
H 10	5	0%	5,9%	−100%
H 4	9	47,8%	39,8%	+ 20%
H 7	12	14,5%	52,4%	− 72%
H 3	14	51,6%	57,9%	− 10,9%
H 8	17	70,2%	80,2%	− 12,5%
H 2	20	78,4%	79,8%	− 1,8%
H 1	26	20,9%	96,7%	− 78,4%
H 9	32	—	—	—
H 6	42	46,2%	58,4%	− 20,9%
H 5	61	81,3%	95,7%	− 15%

[a] „Norm“durchwachsungsrate Leerhöhle (=100%) — Durchwachsungsrate Implantathöhle (=x%).

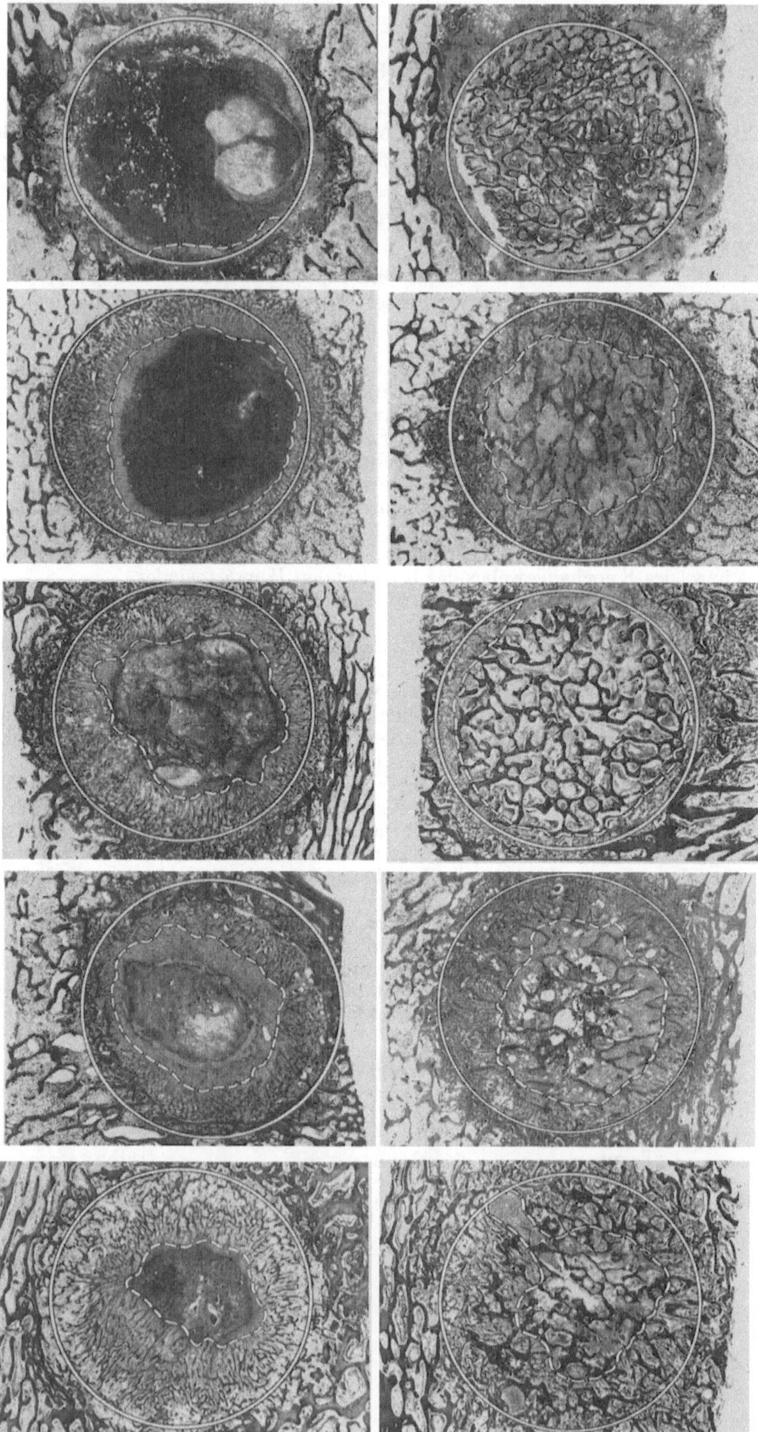

Abb. 10. Serienabbildung von 10 Spongiosastanzdefekten von 10 mm Durchmesser; zeitlich abgestufte Versuchsdauer von 5 bis 61 Tagen (s. Tab. 2). Jeweils rechte Reihe: Implantation macerierter, heterologer Spongiosa. Jeweils linke Reihe: Die dazugehörigen Leertesthöhlen. (Präp. Nr. aus Tab. 2 ersichtlich, Vergr. 7fach). Äußere Linie: Lagerrand; innere, unterbrochene Linie: Ausbreitung neu gebildeten Lagerknochens. Planimetrische Ergebnisse der Lagerregeneration s. Tab. 2. Präp. H 9a u. b (3. Bild

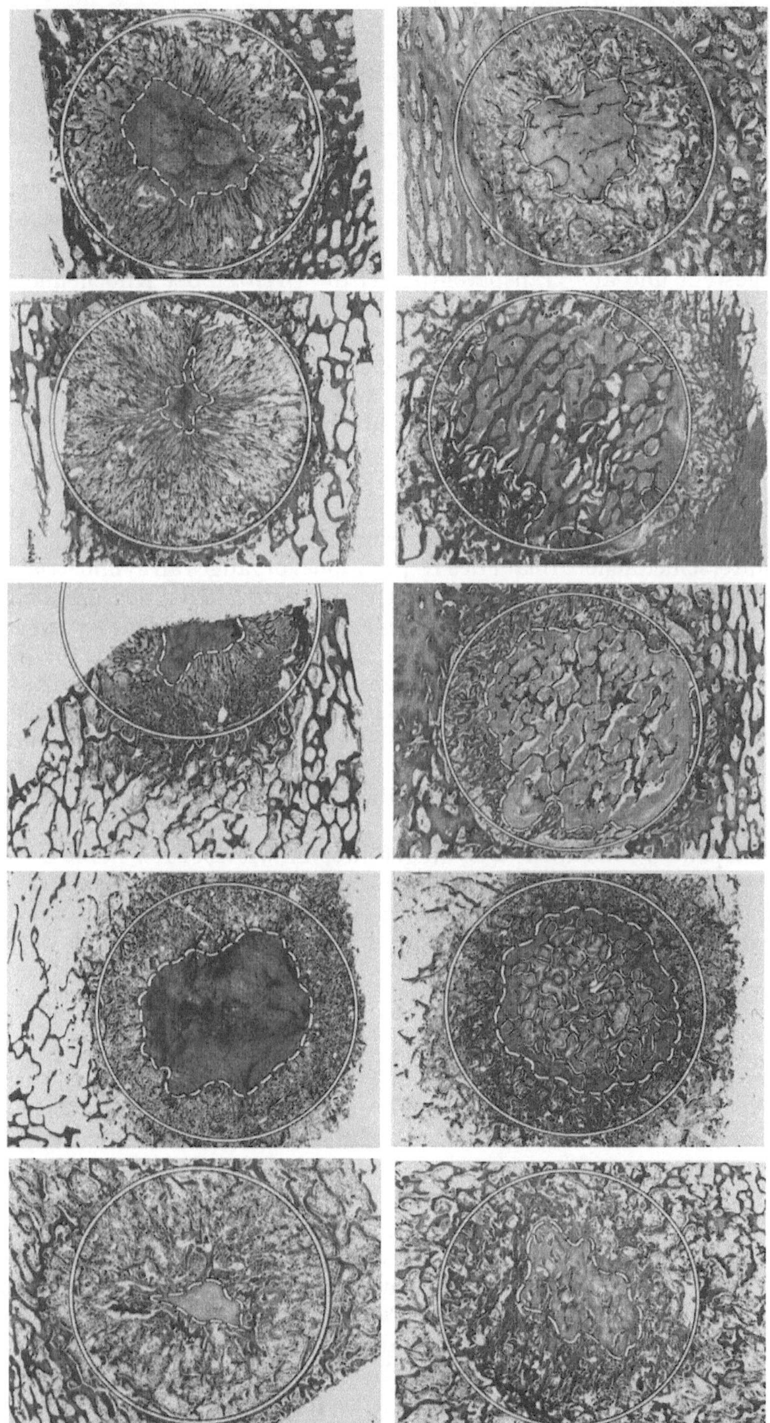

von oben, S. 35) nicht planimetriert wegen fehlerhafter Entnahme des Kontrolldefektes; rein optisch ist auch hier eine stärkere Lagerleistung in der Leerhöhle zu erkennen. Von insgesamt 10 ist bei 9 Tieren die Lagerleistung in der Leerhöhle größer als in der von macerierter Spongiosa ausgefüllten Höhle; nur einmal besteht ein geringes Übergewicht der Lagerleistung in der Implantathöhle (2. Bild von oben, S. 34)

Besprechung der histologischen Ergebnisse: Aus Tabelle 2 geht hervor, daß unter 9 Tieren die Implantathöhle nur einmal eine stärkere Lagerregeneration — planimetrisch ermittelt — aufwies, während bei 8 Tieren der knöcherne Durchbau gegenüber den Leerhöhlen deutlich zurücklag. Die Serienabbildung 10, in welcher die Präparate aller 10 Tiere zusammengestellt und auf Transparentpapier die Grenzen der Knochenneubildungen eingezeichnet sind, läßt erkennen, daß auch das Tier H9, dessen Präparate wegen fehlerhafter Entnahme der Leerhöhle nicht planimetrierbar waren, durchaus zu jenen Tieren mit vermehrter Lagerregeneration in der Leerhöhle zu zählen ist (Abb. 10).

Die Tabelle 2 zeigt aber auch, daß die Schließung der Knochendefekte nicht bei allen Hunden mit gleicher Schnelligkeit vor sich geht. So ist die Leerhöhle z. B. bei H1 nach 26 Tagen zu 97% durchwachsen, bei H6 nach 42 Tagen erst zu 58%. Unerkennbare Einflüsse von Alter, Rasse, Jahreszeit, Allgemeinzustand usw. werden dabei mitspielen. Jedoch ist ein unterschiedlicher Ablauf des Reparationsvorganges an symmetrischen Regionen am gleichen Tier mit großer Wahrscheinlichkeit auszuschließen, sofern die Schädigung an beiden Stellen standardisiert identisch war.

Wir nahmen die Schließungsrate der *Leerhöhlen* als Norm für jedes einzelne Tier an und verglichen sie mit der Schließungsrate der Implantathöhle desselben Tieres. Beispiel: bei H7 war am 12. Tag die Leerhöhle zu 52% durchwachsen, die Implantathöhle zu 14%. Nimmt man die Durchwachsungsrate der Leerhöhle (52%) als Norm (100%) für dieses Individuum für diese Zeit (12 Tage), so bleibt die Implantathöhle um 72% hinter der Norm zurück.

In Spalte 5 der Tabelle 2 ist aufgeführt, um wieviel Prozent die Durchwachsungsrate der Implantathöhle die der Leerhöhle bei jedem einzelnen Tier übertrifft bzw. um wieviel Prozent sie zurückbleibt. Im Mittel ist die Durchwachsungsrate der Implantathöhlen um 32,4% geringer als die der Leerhöhlen. Dieser Unterschied ist im t-Test (Student) des Mittelwertes von Differenzen signifikant ($0{,}05 > p < 0{,}02$).

V. Angiogene Knochenneubildung

Welchen Gesetzen aber folgt nun der reparative Ersatz von Knochen, nachdem die Leitschiene für die Ausbreitung offensichtlich bedeutungslos ist?

In den Leerhöhlen beginnt nach 5 Tagen am Lagerrand Knochenneubildung, während das Zentrum ein großes, nicht organisiertes Haematom erfüllt. Mit zunehmender Versuchsdauer wird das Haematom von der Randzone aus organisiert. Es wandern Fibroblasten ein und es sprossen radiär angeordnet Gefäße und Capillaren ein. In geringem Abstand folgt den Capillaren neu gebildeter, desmaler Knochen. Die radiäre Anordnung von Gefäßen und desmaler Knochenneubildung folgt ganz offensichtlich dem mechanischen Zug des schrumpfenden Bindegewebes. Das Zentrum übt auf die desmal entstandenen Knochenbälkchen einen Zug aus und trägt durch zentripetale Zugrichtung zur raschen knöchernen Organisation bei (Abb. 11).

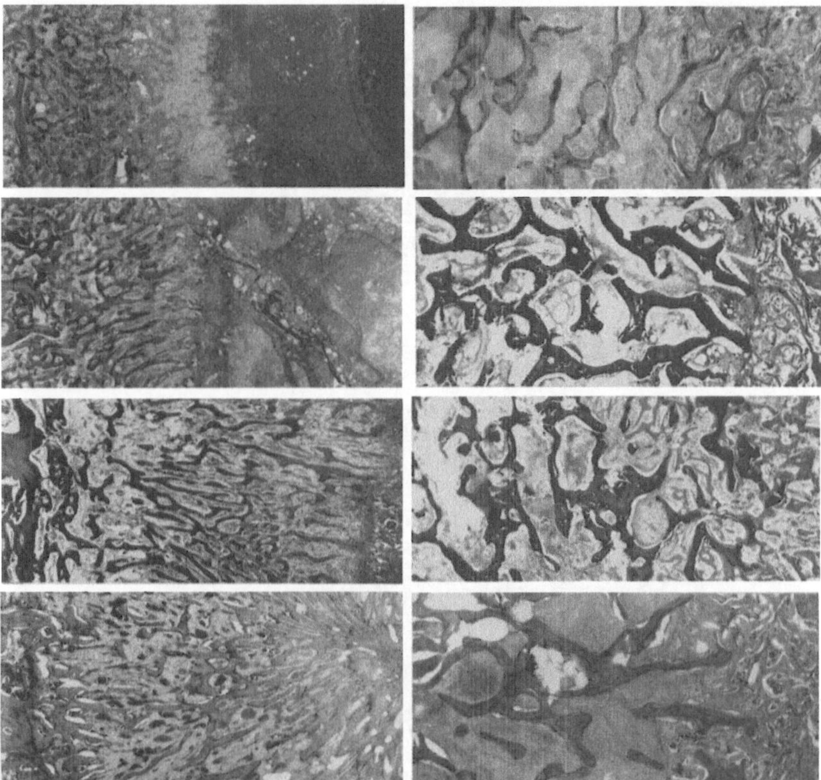

Abb. 11. Reihenabbildung, li. Leertesthöhlen, re. Implantation macerierter Spongiosa in das spongiöse Lager, 9, 12, 17, 26 Tage nach der Verpflanzung (Präp. H 4, H 7, H 8, H 1, jeweils a und b, Vergr. 40fach). Radiäre Anordnung der Knochenneubildung in den Leerhöhlen (li. im Bild). Die Bälkchen folgen dem zentralen Zug des schrumpfenden Bindegewebes, dadurch Beschleunigung des knöchernen Durchbaues des Defektes. In den dazugehörigen Implantathöhlen (re. im Bild) keine radiäre Ausrichtung der Knochenneubildung, da zentraler Zug infolge der Implantate nicht wirksam werden kann

Die Beziehung der desmalen Knochenbälkchen zu den Gefäßen ist eng. Die äußerste Osteoblastenlage hat über Zellfortsätze immer Verbindung zu den Capillaren. Abb. 12 zeigt, wie die Knochenbälkchen zu beiden Seiten eines Gefäßes liegen; nach einer gewissen Strecke teilen sich die Bälkchenspitzen und umschließen senkrecht zu ihrer eigenen Ausbreitung angeordnete Gefäße, die ummauert werden (Abb. 12).

Die Ausbreitung neuen Knochens folgt auch in den Implantathöhlen keinem anderen Verlauf als dem der Gefäße. Zweifellos lagert sich neu gebildeter Knochen dem toten Implantatbälkchen an — im knöchernen Milieu übernimmt Knochengewebe die Aufgabe der Fremdkörpereinscheidung. Von einer regelrechten Affinität zu dem Fremdmaterial kann jedoch nicht gesprochen werden.

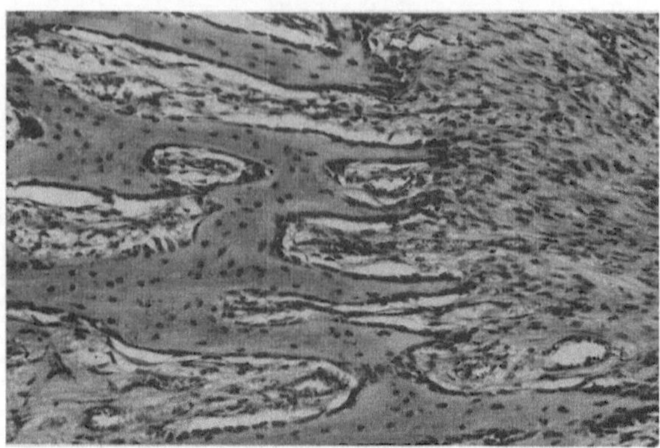

Abb. 12. Spontane Knochenregeneration in einem Spongiosadefekt, 26 Tage nach Versuchsbeginn (Präp. H 1b, Vergr. 512fach). Die desmalen Knochenbälkchen folgen dem Verlauf der vom Lager in den Defekt einwachsenden Gefäße

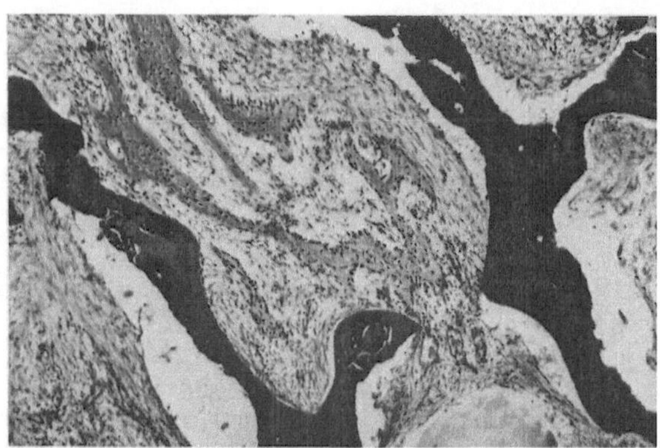

Abb. 13. Knochenregeneration in einem von maceriertem, spongiösem Knochen ausgefüllten Spongiosadefekt, 17 Tage nach Versuchsbeginn (Präp. H 8a, Vergr. 160fach). Desmale Knochenneubildung folgt den aus dem Lager einsprossenden Gefäßen; die macerierten Implantatbälkchen werden nicht als Leitschiene benützt, sie werden vielmehr bindegewebig eingehüllt

In Abb. 13 sind zwei macerierte Knochenbälkchen dargestellt, die von lockerem Bindegewebe umgeben sind. Auf eine Enge zwischen den beiden macerierten Bälkchen zu entwickelt sich neu gebildeter Knochen, der ganz offensichtlich den drei Gefäßen folgt, die die Enge bereits passiert haben. Anlagerung neu gebildeten Knochens an die Implantatbälkchen ist nicht zu erkennen (Abb. 13).

Nicht selten lassen sich Gefäße beobachten, die in ihrem Verlauf von dem toten Implantatbälkchen abgedrängt werden. Entsprechend dem Gefäßverlauf formt sich auch das dazugehörige, desmale Knochenbälkchen, wie in Abb. 14 zu erkennen ist (Abb. 14).

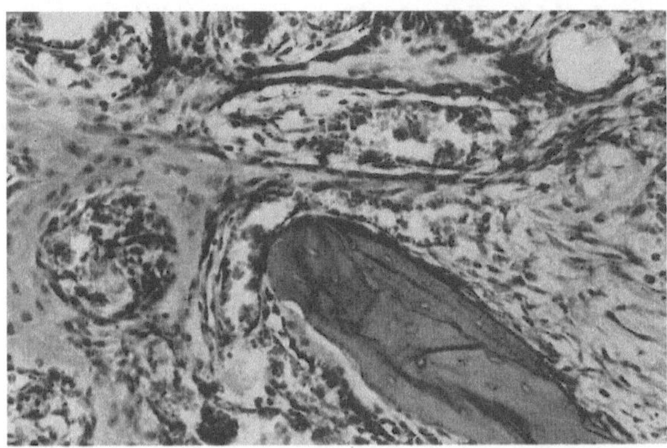

Abb. 14. Knochenregeneration in einem von maceriertem, spongiösem Knochen ausgefüllten Spongiosadefekt, 14 Tage nach Versuchsbeginn (Präp. H 3a, Vergr. 160fach). Nicht den Implantatbälkchen, sondern den Gefäßen folgt der neu gebildete, desmale Knochen. Mitte des Bildes ein Gefäß, das sich um die Spitze eines Implantatbälkchens windet; nicht dem Implantat, sondern der dem Implantat abgewandten Seite des Gefäßes liegt der neue Knochen an

VI. Anlagerung macerierter, heterologer Corticalis-Spongiosaspäne an die verletzte Diaphyse

Zur Vervollständigung der Untersuchungen wurde der heterologe, macerierte Anlegespan experimentell geprüft. Zur Anlage an Pseudarthrosen, zur Verblockung der Wirbelsäule u. dgl. wird der Span von der Industrie als Corticalis-Spongiosaspan geliefert. Es wird besonderer Wert auf den spongiösen Anteil des Spanes gelegt, der in Berührung mit dem Wirtsknochen als Leitschiene dienen soll. Die mechanische Stabilität soll dabei eine untergeordnete Rolle spielen, zumal der Span durch das Macerationsverfahren wesentlich an Festigkeit verliert.

6. Versuchsserie. Teil A: Wir prüften den macerierten, heterologen Anlegespan an 10 Hunden. 6 Hunden wurde an der Radiusdiaphyse ein Fensterdefekt von $2^1/_2$ bis 3 cm Länge und 0,8 bis 1 cm Breite mit Hammer und Meißel, einmal mit der ozzillierenden Säge gesetzt. Die Markhöhle wurde dabei teils eröffnet, teils blieb sie durch eine feine Corticalislamelle verschlossen.

Da der macerierte Span kaum zur Überbrückung von Defekten, vielmehr zur Behandlung von verzögerten Bruchheilungen oder von Pseudarthrosen mit engem Pseudarthrosespalt angewandt wird, versuchten wir eine verzögerte Bruchheilung beim Hund zu erzeugen. Reseziert man den Radius und läßt die Hunde belasten, so kommt es sehr bald zur Überlastungsfraktur der schwachen Ulna (Versuch nach Martin, 1920). Erfolgt keine weitere Ruhigstellung, so kann u. U. die Ulna infolge der ständigen Kippbewegungen am Radius verzögert heilen. Erfahrungsgemäß ist die Erzeugung verzögerter Bruchheilungen beim Tier äußerst schwierig, da trotz fehlender Ruhigstellung über mächtige Callusbrücken die Frakturen knöchern ausheilen. So konnte von insgesamt 4 nur bei 2 Tieren nach 69 bzw. 78 Tagen noch Instabilität der Ulna nachgewiesen werden. Trotzdem wurden an den beiden anderen, inzwischen knorpelig oder knöchern fixierten Frakturen Macerationsspäne angelagert, um das Verhalten des Spanes am vorgeschädigten Knochen zu studieren.

Bei einem Tier (H 54) kam es infolge Wunddehiszenz zur Infektion mit Sequestrierung. Als dieses Tier 98 Tage nach der Anlagerung getötet wurde, war die gesamte Corticalis des Anlegespanes infolge Infektion sequestriert. Nur ein ganz schmaler Spongiosabezirk in Höhe des Frakturspaltes blieb erhalten. Er war knöchern umwachsen, ohne daß ein wesentlicher Abbau stattgefunden hat.

Das Präparat eines Tieres (H 55) war infolge Fehleinstellung des elektrolytischen Entkalkungsgerätes für die histologische Auswertung unbrauchbar geworden. Ein makroskopisches Foto vor der Entkalkung und das Röntgenbild läßt nach 89 Tagen den Anlegespan noch sehr deutlich abgrenzen. Von den übrigen 8 Tieren waren die Präparate histologisch und röntgenologisch verwertbar.

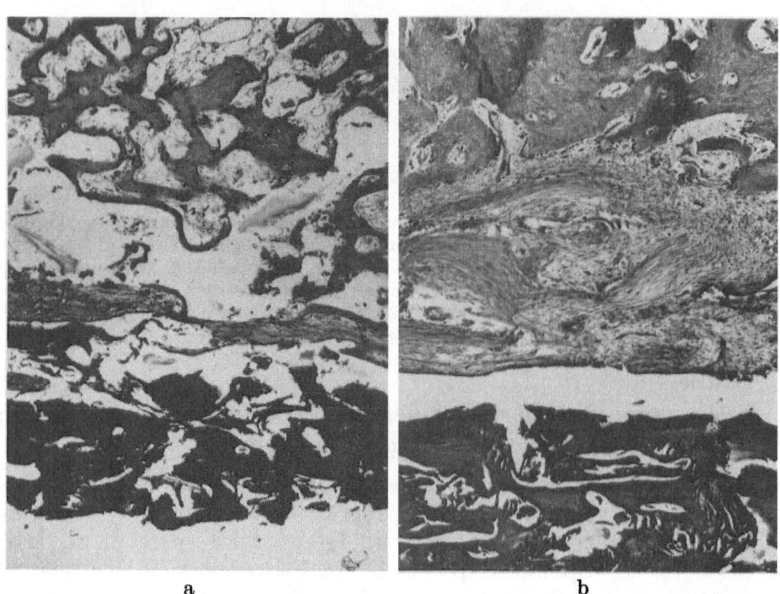

a b

Abb. 15a u. b. Einlagerung von macerierten Corticalis-Spongiosaspänen in einen fensterförmigen Defekt der Radiusdiaphyse des Hundes, 32 und 44 Tage nach der Verpflanzung (Präp. 59a und 58a, Vergr. 160fach); a Der spongiöse Teil des Spanes wird bindegewebig und knöchern umwachsen (große Teile des brüchigen Macerationsmaterials wurden bei der histologischen Bearbeitung herausgelöst). Zwischen Spongiosa und Corticalis schiebt sich eine Bindegewebsschicht; b Große Bindegewebsschicht zwischen neu gebildetem Knochen des Markes und dem corticalen Anteil des Spanes. Der corticale Span wird sequestriert

Bei 5 von 6 Tieren, denen wir macerierte Späne anlagerten, wurde in einem gleichgroßen Defekt der Radiusdiaphyse der anderen Seite ein frischer, periostloser, homoiologer Corticalisspan angelagert, um auch an der homoiologen, unveränderten Grundsubstanz die Abbauvorgänge zu prüfen.

Die Hunde wurden nach 23 bis 138 Tagen getötet, die Präparate in 10%igem Formaldehyd fixiert, in salpetersaurem Formalin nach Wittmaack entkalkt (einmal im elektrolytischen Entkalkungsgerät), in Paraffin eingebettet und durch Schnitte aus mehreren Ebenen untersucht. Die Schnitte wurden in Haematoxylin-Eosin gefärbt.

Gleichzeitig wurden die Einheilungsvorgänge röntgenologisch geprüft. Die Röntgenaufnahmen wurden schließlich mit dem histologischen Befund verglichen.

Besprechung der histologischen Ergebnisse. Es ist nicht möglich, in der vorliegenden Arbeit alle Versuche einzeln zu besprechen. Das erübrigt sich schon deshalb, da das Verhalten des Spanes, soweit es seinen spongiösen Anteil betrifft, keine neuen Gesichtspunkte gegenüber den Einpflanzungen im spongiösen Lager bringt. Trotz der geradezu stürmischen reparativen Osteogenese des Markes, des Periostes und der Haversschen Kanäle war bei keinem der 8 Tiere die Spongiosa vollständig umgebaut. Nach 138 Tagen ist noch macerierte Spongiosa vorhanden. Sie wird, wie schon mehrfach beschrieben, von neu gebildetem, lamellärem Knochen umschlossen. Der Prozeß des Abbaues, offensichtlich auch des halisteretischen Abbaues, kommt auch hier zum Stillstand, sobald das macerierte Material von Lamellenknochen umschlossen ist.

Bei 6 Tieren wurde der Span in einen fensterförmigen Defekt oben beschriebener Größe formschlüssig eingepaßt. Bei dieser Versuchsanordnung wird der Span vom neu gebildeten Knochen des Markes und der Corticalis abgedrängt, nicht einmal seine Spongiosa wird jeweils

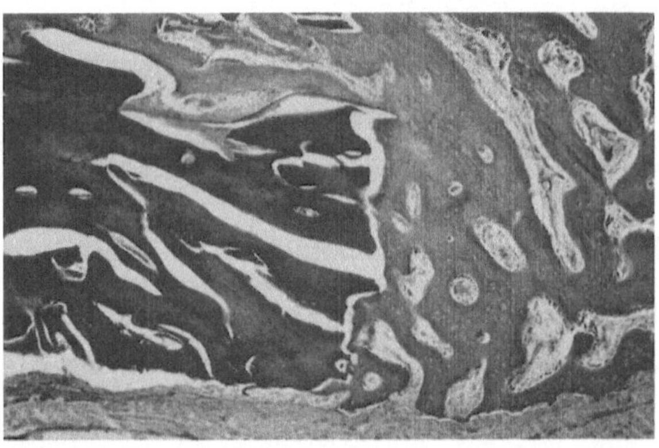

Abb. 16. Implantation eines macerierten Corticalis-Spongiosaspanes in einen fensterförmigen Defekt der Radiusdiaphyse des Hundes; Ausschnitt aus dem Spanende, 44 Tage nach der Verpflanzung (Präp. H 58a, Vergr. 256fach). Periostale und endostale Knochenneubildung endet am macerierten Span. Weder Binde- noch Knochengewebe wächst in den Corticalisspan ein; dadurch fehlt jegliche organische Verbindung. Cellulärer Abbau fehlt

knöchern umschlossen. Gesetzmäßig kommt es zur Sequestrierung des Corticalisanteils. Es entsteht eine Bindegewebsschicht zwischen Corticalis und Spongiosa des Spanes. Dementsprechend verzögert ist der Abbau der Corticalis. Ein Ersatz durch neu gebildeten Knochen ist somit nicht möglich (Abb. 15).

Die periostale Knochenneubildung der Wirtsdiaphyse endet im allgemeinen am Fremdspan. Knochenneubildung schleicht nicht der äußeren macerierten Corticalisschicht entlang. Nicht einmal Bindegewebe nimmt immer feste Verbindung zu der harten äußeren Schicht auf (Abb. 16).

Zwei Späne sind während der Anlagerung an zwei verzögert heilende Frakturen (H53 und H54) gebrochen. Ihre Untersuchung ist besonders aufschlußreich. Durch den Spalt der Spanfraktur dringt neuer Knochen an die Außenfläche des Anlegespanes vor (Abb. 17). Sonst bildet der Span eine unüberwindliche Barriere für den sich ausbreitenden Lagerknochen.

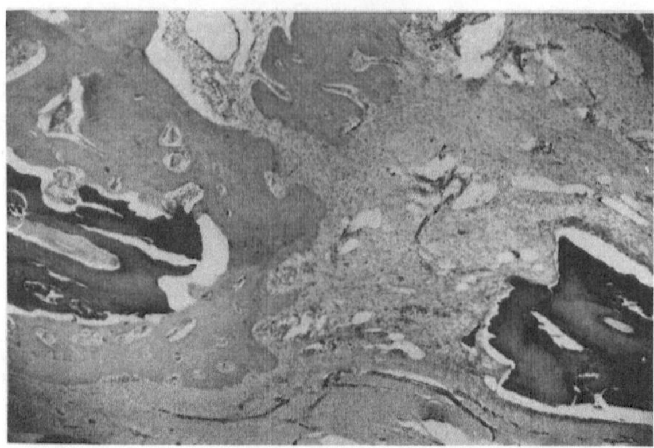

Abb. 17. Anlagerung eines macerierten Corticalis-Spongiosaspanes an eine verzögert heilende Fraktur des Hunderadius, 93 Tage nach der Verpflanzung (Präp. H 53, Vergr. 100fach). Frakturierter Span: Der junge Lagerknochen dringt durch den Frakturspalt des Spanes nach außen, sonst bildet der Span ein echtes Hindernis für die Ausbreitung des Lagerknochens. Kein cellulärer Abbau des Spanes

VII. Einlagerung frischer, homoiologer Corticalisspäne in einen fensterförmigen Diaphysendefekt

6. Versuchsserie, Teil B. Methodik s. S. 40

Besprechung der histologischen Ergebnisse: Vergleichen wir die frischen, homoiologen Corticalisspäne mit dem Verhalten des Macerationsspanes, so sind die homoiologen Späne eindeutig dem macerierten Tierspan überlegen. Alle fünf frisch verpflanzten homoiologen Späne sind zum Zeitpunkt der Untersuchung, sofern sie nicht bereits körpereigen umgebaut sind, selbstverständlich tot. Ihre Osteocyten sind abgestorben. Die transplantateigenen Zellen können die immunologische Abwehrreaktion in den kritischen Tagen zwischen 8. und 16. Tag nicht überleben. Die verbliebene Hartsubstanz wird aber nach Überwindung der stürmischen Abwehrreaktion zu einem integrierenden Bestandteil der Osteogenese. Die Hartsubstanz wird cellulär abgebaut. Dem cellulären Abbau folgt der unmittelbare Anbau neuen Knochens. Nach 32 Tagen sind neben dem osteoklastischen Abbau an den Rändern und in den erweiterten Haversschen Kanälen nicht nur auf der dem Mark, sondern auch auf der dem Muskellager zugewandten Seite die ersten frischen Osteoblastensäume zu erkennen (Abb. 18).

Nach 44 Tagen sind zu beiden Seiten der toten, homoiologen Corticalis breite Zonen geflechtartigen Knochens zu erkennen, der innere Ab- und Anbau in den Haversschen Räumen ist in vollem Gang. Nach 99 Tagen ist der Umbau vollzogen. Wir sehen überall lebenden, lamellären Knochen, dessen Struktur allerdings noch nicht die Längsstruktur der Wirtscorticalis erreicht hat (Abb. 19a). Nach 138 Tagen ist der homoiologe Knochen ebenfalls zum größten Teil umgebaut, behält aber noch Narbenstruktur. Er hat sich in das Knochenrohr, wie auf Abb. 19c zu erkennen, eingefügt, wohingegen der heterologe Span der anderen

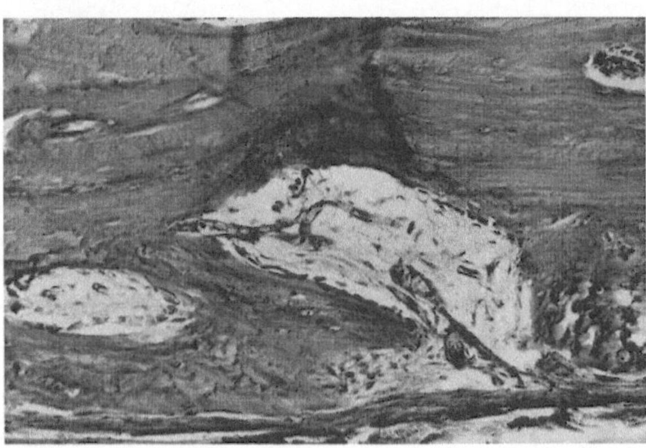

Abb. 18. Frischer, homoiologischer, periostloser Corticalisspan, in einen fensterförmigen Defekt der Radiusdiaphyse des Hundes implantiert; 32 Tage nach seiner Verpflanzung (Präp. H 59b, Vergr. 512fach). 32 Tage nach der Verpflanzung ist die Substitution eines frischen, homoiologen Corticalisspanes in vollem Gang; in Resorptionsbuchten der dem Muskel zugewandten Seite die ersten Osteoblastensäume: schleichende Substitution, wie sie im macerierten Knochen niemals zu beobachten ist

Seite nur mit seinem spongiösen Anteil von Knochen umschlossen ist, seine Corticalis dagegen durch eine Bindegewebsschicht vom neu gebildeten Knochen getrennt wird (Abb. 19d).

VIII. Vergleichende Röntgenuntersuchungen

Nun noch eine kurze Bemerkung zu den vergleichenden Röntgenbildern. Die Einheilungsvorgänge aller Transplantate, mit Ausnahme des Tieres H61, wurden röntgenologisch verfolgt. Betrachten wir daraus lediglich zwei Röntgenbilder und vergleichen sie mit den histologischen Befunden. In Abb. 20 ist der Röntgenbefund eines heterologen Spanes wiedergegeben, der vor 99 Tagen in einen fensterförmigen Diaphysendefekt eingepaßt wurde (H52). Stünde alleine das Röntgenbild zur Beurteilung des Ein- und Umbaues des Spanes zur Verfügung, so würde man Ein- und Umbau als vollzogen betrachten. Das nebenstehende histologische Präparat belehrt uns aber eines anderen: der Span ist noch zu überwiegenden Teilen vorhanden. Lediglich seine Spongiosa ist knöchern umwachsen und z. T. abgebaut, während die Corticalis unverändert blieb.

In Abb. 21 sind Röntgen- und histologischer Befund einer Ulnafraktur wiedergegeben, die zum Zeitpunkt der Anlagerung eines heterologen Spanes bereits weitgehend, wenn z. T. auch nur knorpelig fixiert war. Auf dem Röntgenbild, 69 Tage nach der Anlagerung, glaubt man zumindest im ehemaligen Frakturbereich einen knöchernen Anschluß des Spanes zu erkennen. Auf dem histologischen Schnitt ist der Frakturbereich getroffen. Der Span ist hier lediglich bindegewebig eingescheidet. Die alleinige Beurteilung des Röntgenbildes hätte wohl infolge Überlagerung zu Fehlschlüssen Anlaß gegeben.

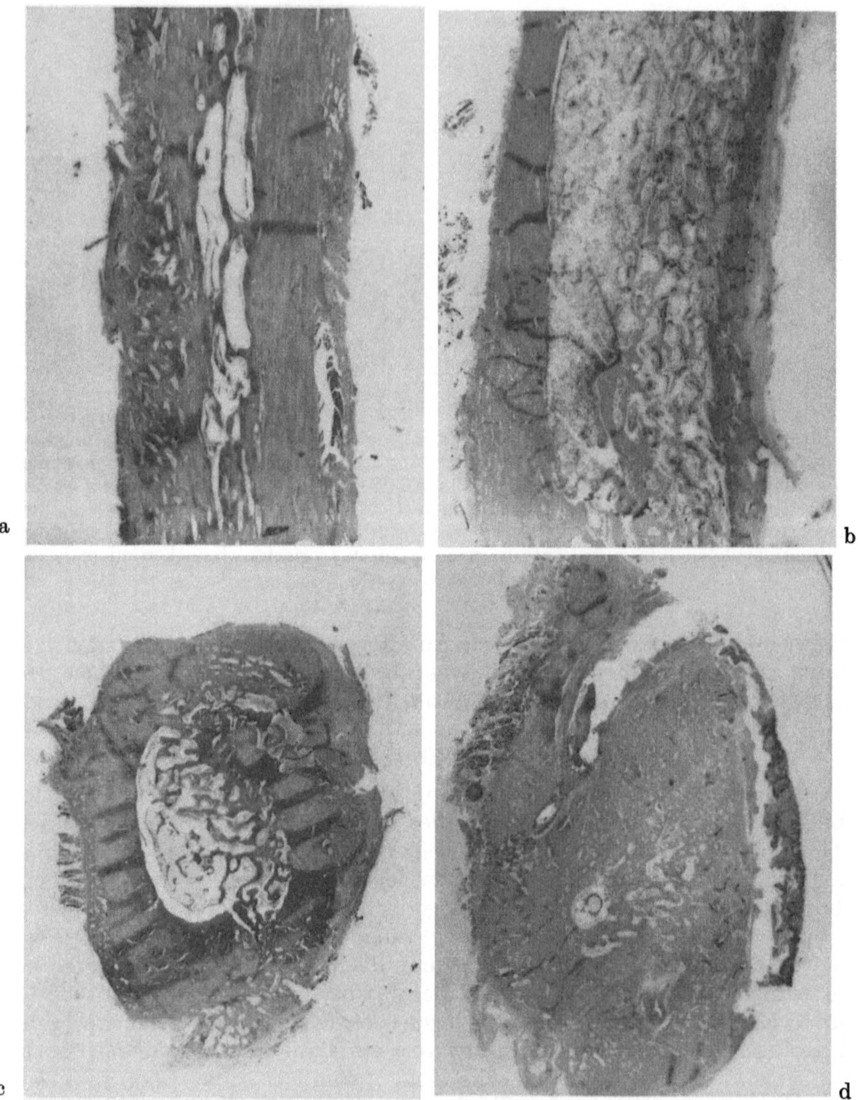

Abb. 19a—d. Frische, homoiologe, periostlose Corticalis und heterologe, macerierte Corticalis-Spongiosaspäne in einem fensterförmigen Defekt der Radiusdiaphyse implantiert; 99 bzw. 138 Tage nach der Verpflanzung (Präp. oben H 52a u. b, unten H 51a u. b, Vergr. 5fach); a Längsschnitt durch Transplantationsbezirk: Der homoiologe, frische Corticalisspan ist nach 99 Tagen vollständig körpereigen umgebaut; Transplantat nur noch an der unregelmäßigen Narbenstruktur der Corticalis zu erkennen; b Der heterologe, macerierte Span ist bei demselben Tier weit abgedrängt, seine Spongiosa nur minimal, seine Corticalis in keiner Weise umgebaut (Transplantat jeweils am äußeren Bildrand); c Querschnitt durch Transplantationsbezirk: Der homoiologe, frische Corticalisspan ist nach 138 Tagen zum großen Teil umgebaut; das homoiologe Transplantat hat Anschluß an die Lagerränder gefunden, das Knochenrohr ist geschlossen; d Die Spongiosa des heterologen, macerierten Spanes ist z.T. abgebaut, vielfach von Lamellenknochen umschlossen; die Corticalis ist abgedrängt und bindegewebig sequestriert

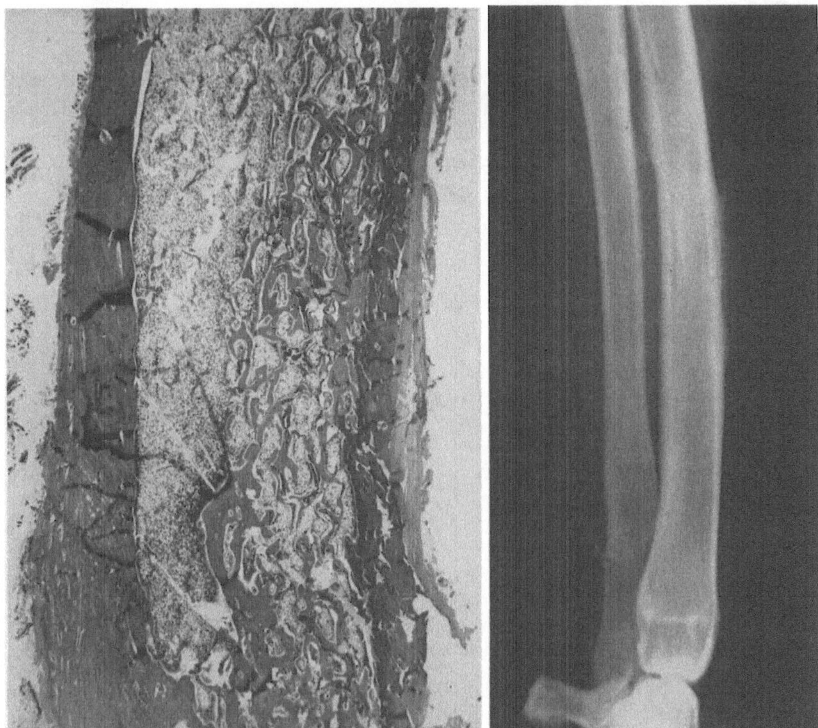

Abb. 20. Links — heterologer, macerierter Corticalis-Spongiosaspan in einen fensterförmigen Defekt der Radiusdiaphyse transplantiert; 99 Tage nach seiner Verpflanzung (Präp. H 52a, Längsschnitt, Vergr. 7fach). Rechts — Röntgenkontrolle desselben Radius. Das Röntgenbild täuscht einen vollständigen körpereigenen Umbau des macerierten Transplantates vor; tatsächlich ist der macerierte Span fast vollständig noch vorhanden, wie das histologische Bild zeigt

IX. Histologische Untersuchungen in der Klinik verwandter heterologer Macerationsspäne

Die letzte Serie von Transplantationen heterologer macerierter Späne stammt von 9 Patienten. Bei 3 Patienten wurden Corticalis-Spongiosaspäne vor 2 bis 4 Jahren wegen frischer oder verzögert heilender Frakturen am Oberschenkel angelagert. Die Anlagerung erfolgte jeweils in Verbindung mit einer Marknagelung; zweimal wurden die Späne mit Cerclagen an den Schaft fixiert.

Von 6 Patienten konnten Spongiosapäne gewonnen werden, die 5 Monate bis $2^3/_4$ Jahre lang transplantiert waren. Fünfmal wurden osteomyelitische Höhlen nach Ausräumung der Herde mit macerierter Knochenspanspongiosa plombiert, davon viermal im gelenknahen Spongiosabereich. Einmal wurde eine Großzehengrundphalanx wegen Chondrom ausgehöhlt und mit macerierter Knochenspanspongiosa aufgefüllt.

Tabelle 3

Fall Nr.	Patient	Alter (Jahre)	Geschlecht	Krankenblatt-Nr.	Art des Spanes	Ursache der Transplantation
1	L. H.	24	♂	3156/63	Corticalis-Spongiosaspan	verzögerte Bruchheilung dist. Oberschenkel
2	A. B.	32	♂	672/62	Corticalis-Spongiosaspan	verzögerte Bruchheilung Oberschenkelschaft
3	G. K.	30	♂	1161/67	Corticalis-Spongiosaspan	frischer Oberschenkelschaftbruch
4	G. B.	52	♂	1592/64	Spongiosaspan	chron. Osteomyelitis Oberschenkelcondylen
5	M. M.	22	♂	342/56	Spongiosaspan	chron. Osteomyelitis Oberschenkelschaft
6	E. M.	52	♂	495/67	Songiosaspan	chron. Osteomyelitis Fersenbein
7	L. S.	14	♀	Präparat aus fremder Klinik erhalten	Songiosaspan	Chondrom, Großzehengrundphalanx
8	H. J.	64	♀	725/67	Spongiosaspan	chron. Osteomyelitis Tibiakopf
9	M. B.	54	♀	385/67	Songiosaspan	chron. Osteomyelitis Oberschenkelcondylen

Die Anlegespäne wurden bei der Metallentfernung wiedergewonnen. Die Spongiosaspäne mußten wegen Osteomyelitis- bzw. Chondromrezidiv wieder entfernt werden. Die Infektion betraf dabei nicht immer die Einlegespäne. Es wurde Wert darauf gelegt, vor allem aus dem nicht infizierten Bereich Proben zur histologischen Untersuchung zu entnehmen.

Tabelle 3 gibt Auskunft u. a. über knöcherne Durchwachsung, bindegewebige Einhüllung und knöchernen Umbau der wiedergewonnenen Späne. Nur zweimal haben Spongiosapäne am Lagerrand Anschluß an den Wirtsknochen gefunden. Sonst waren die Späne einschließlich der Corticalisspäne bindegewebig eingehüllt. Großzelliger Abbau war sechsmal zu beobachten. In keinem Fall jedoch waren die Späne vollständig abgebaut.

Tabelle 3

Zusätzliche therapeutische Maßnahmen	Dauer der Transplantation	Histologie			
		knöcherner Anschluß	bindegewebige Einscheidung	Teilabbau des Spanes	vollständiger Umbau
Rush-Pin	2 J.	∅	+	∅ Spongiosa teilweise resorbiert	∅
Küntscher-Nagel + Cerclage	4 J.	∅	+	∅	∅
Rush-Pin + Cerclage	4 J.	∅	+	∅	∅
	$2^1/_2$ J.	+	+	+	∅
	$1^1/_2$ J.	+	+	+	∅
	5 Mon.	∅	+	∅	∅
	2 J.	∅	+	+	∅
	$^3/_4$ J.	∅	+	+	∅
	1 J.	∅	+	+	∅

Wir greifen nur 3 Fälle zur Dokumentation der histologischen Ergebnisse heraus.

Fall 3: G. K., ♂, 30 Jahre, Krbl. Nr. 1161/67. 1964 Oberschenkelschaftbruch; im Heimatkrankenhaus Markraumschienung durch Rush-Pin. Dabei Anlagerung von macerierten Corticalis-Spongiosaspänen an die frische Fraktur. Die macerierten Späne wurden mit Cerclagen befestigt. 1967 Refraktur. Geschlossene Marknagelung nach Aufbohrung. 10 Monate später, nach knöcherner Bruchheilung, Entfernung von Nagel und Cerclagen. Dabei Gewinnung eines Anlegespanes.

Histologie: Bindegewebige Einscheidung des ganzen Spanes. Teilresorption der spongiösen Spanbezirke, Corticalisteil unverändert. Jetzt, 4 Jahre nach der An-

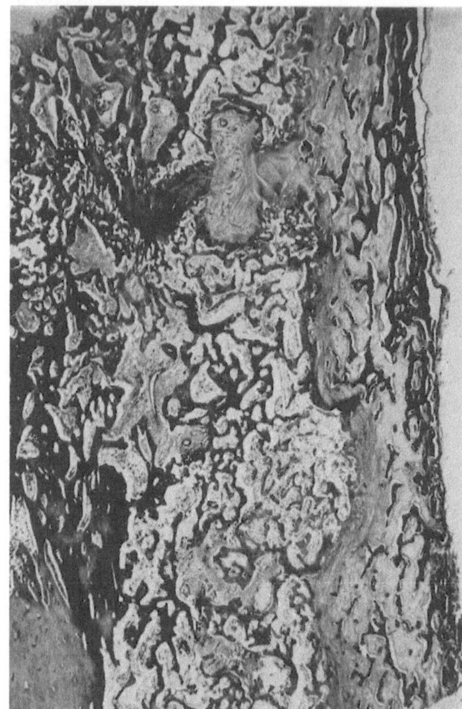

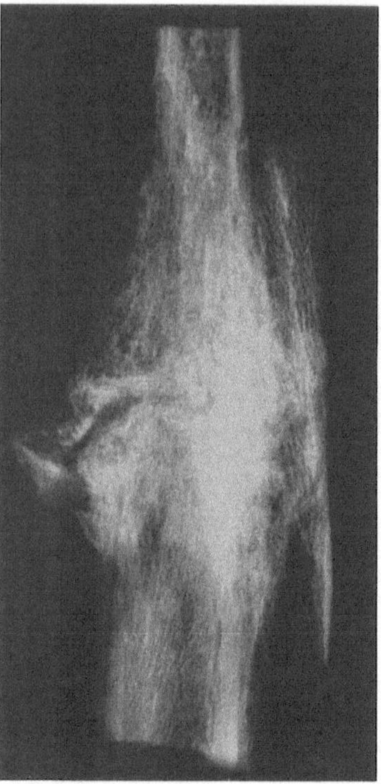

Abb. 21. Anlagerung eines macerierten Corticalis-Spongiosaspanes an eine teils knorpelig, teils knöchern fixierte, 73 Tage alte Fraktur des Radius; 69 Tage nach der Verpflanzung (Präp. H 56, Vergr. 7fach). Die Röntgenkontrolle (re. im Bild) 69 Tage nach der Verpflanzung läßt glauben, der Span habe Anschluß an die geschädigte, frakturierte Diaphyse gefunden. Die Histologie (Längsschnitt durch Frakturzone mit maceriertem Anlagespan — li. im Bild) zeigt, daß der Span ausschließlich bindegewebig eingehüllt ist und keinerlei Umbau erfährt

lagerung, nicht die geringsten Zeichen aktiven cellulären Abbaues. Der Span ist als Fremdkörper bindegewebig eingekapselt (Abb. 22).

Fall 4: G. B., ♂, 52 Jahre, Krbl. Nr. 1592/64. Seit 25 Jahren Bohrdrahtosteomyelitis im Bereich der Oberschenkelcondylen. Am 8. 10. 1964 Eröffnung des Herdes. Ausräumung und Plombierung mit macerierter, heterologer Knochenspanspongiosa. Wegen Osteomyelitisrezidiv, das nicht unmittelbar den plombierten Herd betraf, zweite Operation am 9. 5. 1967. Um an den zentral gelegenen Herd zu gelangen, muß die erste Plombage entfernt werden.

Histologie: $2^1/_2$ Jahre nach Implantation von macerierter Spongiosa in einen spongiösen Skeletabschnitt ist noch reichlich maceriertes Spanmaterial vorhanden. Die Bälkchen werden von schmalen, lamellären Knochenleisten umgeben, gelegentlich Inseln relativ frischer Knochenbälkchen, die keine Beziehung zu den Implantatbälkchen haben. Cellulärer Abbau an den Implantatbälkchen findet nur ganz spärlich statt. Dort, wo reiner Lamellenknochen die Fremdbälkchen umgibt, fehlt jeglicher Hinweis auf noch ablaufende Abbauvorgänge. Ein Großteil des Implantates ist lediglich bindegewebig eingescheidet (Abb. 23).

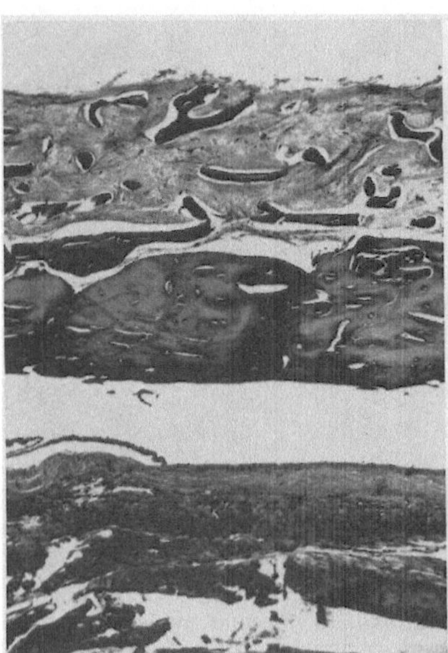

Abb. 22. G. K., ♂, 30 J. Krbl. Nr. 1161/67. Anlagerung eines macerierten Corticalis-Spongiosaspanes an eine frische Fraktur des Oberschenkels (Vergr. 64fach). 4 Jahre nach der Anlagerung ist der Span ausschließlich bindegewebig eingehüllt, Umbau findet nicht statt; oben im Bild Spongiosa, in der Mitte Corticalis des macerierten Spanes, unten Bindegewebsschicht, die sich von der glatten Spanoberfläche bei der histologischen Bearbeitung gelöst hat

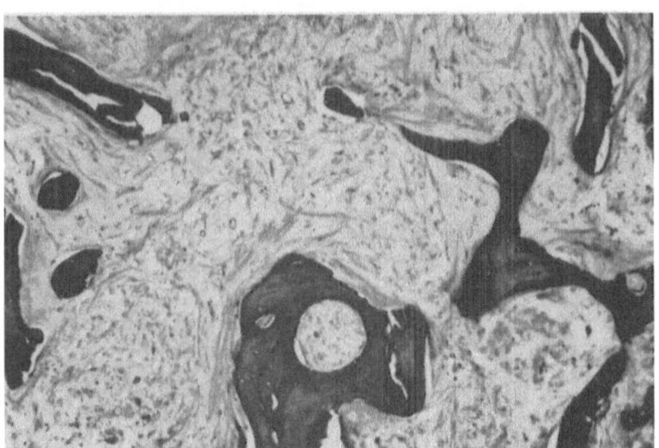

Abb. 23. B. G., ♂, 52 J., Krbl. Nr. 1592/64 (Op. Präp., Vergr. 204fach). $2^1/_2$ Jahre nach Verpflanzung macerierter Spongiosa in eine chronisch osteomyelitische Knochenhöhle der Oberschenkelkondylen ist das macerierte Material weder abgebaut noch umgebaut, lediglich bindegewebig eingehüllt

Fall 7: L. S., ♀, 14 Jahre. Am 21. 5. 1964 wurde die Großzehengrundphalanx wegen Chondrom ausgehöhlt und mit macerierter, heterologer Knochenspanspongiosa plombiert. Wegen Chondromrezidiv am 15. 4. 1966 Reoperation. Entfernung des gesamten Implantates.

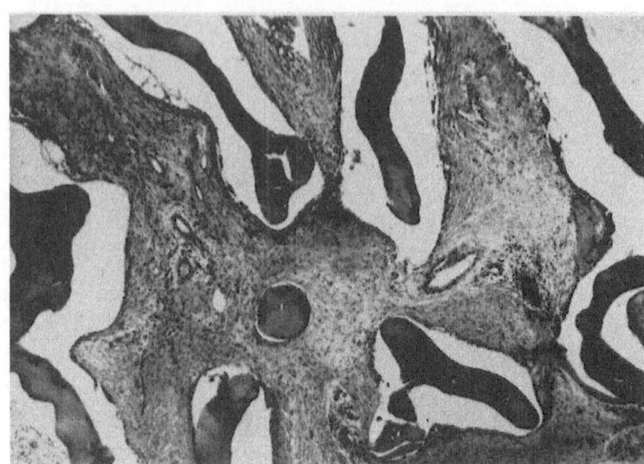

Abb. 24. L. S., ♀, 14 J. (Op. Präp., Vergr. 100fach). Fast 2 Jahre nach der Verpflanzung eines spongiösen, macerierten Spanes in einen Defekt der Großzehengrundphalanx ist bei dem 14jährigen Kind kein Umbau des Implantates zu erkennen, lediglich bindegewebige Einhüllung

Histologie: Die Implantatbälkchen sind ausschließlich von Bindegewebe umgeben. Es sind Riesenzellen vorhanden, die auf cellulären Abbau des Implantates hinweisen. Allerdings fehlen vielfach die den Abbau beweisenden Lacunen. Knochenneubildung ist nicht erkennbar (Abb. 24).

E. Diskussion der experimentellen Ergebnisse

Nach Einpflanzung des von Maatz und Bauermeister entwickelten, macerierten Rinderknochens in das Muskellager des Menschen sahen wir in einem Zeitraum von 14 bis 93 Tagen keine Knochenneubildung, lediglich bindegewebige Abkapselung und Resorption des Fremdmaterials. Wir wählten das Weichteillager, da von Bauermeister 1958 in 50% der Implantationen macerierter Späne in die autochthone Rückenmuskulatur des Hundes Knochenneubildung beobachtet wurde. In der Monographie von Bauermeister wird auf S. 95, Abb. 38, ein macerierter Spongiosaspan in der autochthonen Rückenmuskulatur wiedergegeben. Die Abbildung enthält nach einer Implantationszeit des Spanes von 15 Tagen reichlich Knochenneubildung. Der geflechtartige, junge Knochen liegt zum großen Teil außerhalb des Implantates (re. im Bild). Will man die Osteogenese dem Spanimplantat zuschreiben, so sollte die hauptsächliche Knochenneubildung auch im Bereich des Spanes liegen. Uns scheint der neue Knochen eher von einem nahegelegenen, bei der Operation geschädigten Querfortsatz der Wirbelsäule zu stammen.

Wir wählten die Implantationen in den Muskel des Menschen, da Haasch, aus der Schule von Maatz, 1961 im Verlaufe von Schenkelhalsnagelungen macerierte Spongiosablöcke in den Muskel des Oberschenkels verpflanzte. Er fand nach Wiedergewinnung der Späne reichlich Knochenneubildung. Dem Umstand, daß die Befunde am Menschen erhoben wurden, maß er große Bedeutung bei. Wir sahen bei Transplantationen in das knochenferne Muskellager des Menschen keine Knochenneubildung. Die Versuche von Haasch fordern Kritik heraus. Implantationen im Verlaufe von Eingriffen am Knochen oder in der Nähe von Frakturen sind für die Beurteilung der osteogenetischen Potenz macerierter Knochenspäne unbrauchbar. Bei Osteosynthesen (z. B. Schenkelhalsnagelungen, Marknagelungen) wird fast immer lebendes osteogenetisches Gewebe in die Weichteile des Operationsgebietes verlagert und führt dort zur Knochenneubildung. Unter diesen Bedingungen läßt sich die osteogenetische Potenz eines Knochenimplantates nicht beurteilen.

Osteoinduktion in einer Größenordnung, die mit Transplantationen chemisch unveränderter, autologer oder homoiologer Knochengrundsubstanz vergleichbar wäre, scheidet nach den Ergebnissen heterotoper Verpflanzung macerierter Knochengrundsubstanz aus.

Bauermeister schreibt in seiner Monographie (1958) unter „Versuch einer eigenen Deutung“ auf S. 128: „Abweichend von den Auffassungen Leriches und Policards wird daher angenommen, daß die wesentliche Bedeutung für das Auslösen einer Knochenneubildung hierbei vornehmlich dem Umstand zukommt, daß dem undifferenzierten Lagergewebe leicht aufschließbare physiologische Kalksalze in einer Gestalt dargereicht werden, die porös und spongiös strukturiert, dem angreifenden Gewebe eine große Oberfläche bietet. Der Anreiz zur Knochenneubildung wird in dem Angebot aufgeschlossener Baustoffe in einer geeigneten vorgezeichneten physiologischen Struktur gesehen; die unspezifische Bindegewebszelle wandelt sich auf den massiven chemischen Reiz hin um.“

Die Bedeutung der Kalksalzablagerung für die Knochenbildung ist besonders für die dystopische Knochenbildung betont worden. Nicht selten werden im Bereich von Kalksalzen, die sich im Weichgewebe aus irgendeinem Grunde abgelagert haben, Knochenneubildungen beobachtet. Daraus ließe sich folgern, daß die Ablagerung von Calciumsalzen nicht nur die Entstehung von dystopischem Knochen, sondern die Bildung von Knochengewebe ganz allgemein fördert. Diese Frage wurde jedoch von Gruber bereits 1938 verneint. Neuerdings hat man die Meinung geäußert, daß nicht Kalksalze an sich, sondern die kristalline Struktur von Hydroxylapatit notwendig und hervorragend geeignet ist, um die Knochenbildung auszulösen und zu stimulieren. Fuchs, Stegemann und Eger haben 1963 mit Hilfe des Spongiosatestes von Maatz die osteogenetische Wertigkeit teil- und vollständig enteiweißter Kieler Knochenspäne geprüft. Je mehr sie die macerierten heterologen Späne durch Formamid enteiweißten, um so zögernder war der knöcherne Durchbau der Späne im spongiösen Lager. Unsere eigenen Untersuchungen decken sich mit diesen Befunden: wir glühten die macerierten Späne im Quarzofen aus und andererseits entkalkten wir sie und pflanzten sie in spongiöses Lager ein. Die veraschten Späne hatten die stärkere Bindegewebsreaktion hervorgerufen und ihre knöcherne Durchwachsung war vermindert, verglich man sie mit den Leerhöhlen und den entkalkten Spänen. Daraus den Schluß zu ziehen, die verbliebene organische Grundsubstanz — die kollagenen Fibrillen — fördern die Osteogenese, wie das Fuchs, Stegemann und Eger tun, scheint uns jedoch ebenso nicht berechtigt. Wir sahen bei 7 Tieren mit entkalkten Implantaten nur einmal eine Beschleunigung der Lagerregeneration, dreimal zeigte sich kein Unterschied und dreimal war sie, verglichen mit der Regeneration in den Leerhöhlen, verzögert. Uns scheint aus der Serie der entkalkten und veraschten Späne eher der Schluß berechtigt, die Kalksalze sind der hindernde Faktor des Knochenwachstums. Wir sahen im knöchernen Lager wie Sandeman (1968) im Weichteillager, daß das Kalksalzgerüst die stärkste Bindegewebsreaktion hervorruft.

Diese Beobachtungen an Implantationen stimmen mit den Angaben von Cohen, Maletskos, Marshall und Williams (1957) überein, die durch markiertes Calcium (Ca^{45}) nachwiesen, daß Calcium auch bei lokalem Knochenumbau immer vom Blutcalcium geliefert wird.

Der fehlenden osteogenetischen Potenz entspricht auch der *verzögerte* Abbau macerierter Knochengrundsubstanz. Für die Wichtigkeit des Abbaues von Grundsubstanz beim Aufbau neuen Knochens gibt es interessante Parallelen zu neuen knochenphysiologischen Erkenntnissen, die sowohl im wachsenden als auch im ausgereiften Skelet die Knochenneubildung als den sekundären und die Resorption als den primären Vorgang ansehen (Frost, 1963). Von Transplantationen zellfreier, aber chemisch unveränderter Knochengrundsubstanz wissen wir, daß Osteogenese vor allem dort auftritt, wo Knochengrundsubstanz durch das Lagergewebe resorbiert wird: an den leicht aufgesplitterten Enden der Corticalisspäne und an gelegentlich bei der Entnahme gesetzten Fissuren. Der Resorption folgt die Osteogenese.

Wir haben an der Serie autologer Spongiosablöcke den universellen Abbau transplantierter Hartsubstanz aufgezeigt. Durch einkernige und mehrkernige Osteoclasten und resorbierende Osteocyten wird er vollzogen. Nach 35 Tagen ist der Abbau eines spongiösen Transplantates von 5 mm Durchmesser in einem spongiösen Lager weitgehend vollzogen und nach 57 Tagen ist mit der Lichtmikroskopie nicht mehr zu erkennen, ob ein Defekt durch ein autologes Transplantat ausgefüllt oder der Spontanheilung überlassen war; überall findet sich belebter, lamellärer Knochen.

Auch die frischen, homoiologen Corticalisspäne werden ab- und umgebaut. Der Abbau geschieht an der Oberfläche und im Inneren durch ein- und mehrkernige Osteoclasten. Die Haversschen Kanäle werden durch Osteoclasten erweitert, es entstehen Resorptionshöhlen im Inneren der transplantierten Compacta, die den Abbau kennzeichnen. Dem Abbau folgt rasch der Anbau, der durch zellreichen Faserknochen erkenntlich wird. Nach 63 Tagen sind noch kleinere Areale von transplantierter Grundsubstanz vorhanden, nach 93 Tagen ist jedoch das Transplantat vollständig zu körpereigenen Knochen umgebaut.

Die macerierte Knochengrundsubstanz wird zunächst ebenfalls durch mehrkernige Osteoclasten, jedoch nur an der Oberfläche der macerierten Bälkchen abgebaut. Die Abbauphase ist kurz. Sobald um den macerierten Knochen lamellärer Knochen gebildet ist, sistiert der Abbau. Das geschieht bereits in den Randpartien ab 16. bis 18. Tag. Mit Umlagerung des desmalen Knochens zu Lamellenknochen erfolgt nur noch ganz langsam ein gewisser Schwund durch *Halisterese.* Auf die Eigenart des Abbaues bzw. Schwundes durch Halisterese haben bereits Kämmerer und Eger (1965) hingewiesen.

Wir konnten in einem so ausgezeichneten Lager wie im spongiösen Tibiakopf des Hundes nach 240 Tagen noch den größten Teil des macerierten, spongiösen Spanes auffinden. Der lamellär strukturierte, neu gebildete Knochen umgibt die toten Bälkchen. Er scheidet sie ein, wie einen Fremdkörper. Im Weichteillager werden Fremdkörper durch Bindegewebe abgekapselt, im knöchernen Lager durch Knochen.

Außerordentlich verzögert ist der Abbau der macerierten *Corticalis.* Während unter der stürmischen Osteogenese des Markes, der Corticalis und des Periostes geschädigter Diaphysen der Schwund der spongiösen, macerierten Spanbälkchen noch relativ stark ist, wird die macerierte Corticalis regelmäßig sequestriert und als Fremdkörper von Bindegewebe eingescheidet.

Wird *autologe* Knochengrundsubstanz maceriert, dann ist der Abbau im ersatzstarken, knöchernen Lager ebenso verzögert wie der Abbau macerierter *heterologer* Grundsubstanz. Unsere Serie von 7 Hunden mit Implantationen von macerierten, autologen Spongiosaspänen liefert letztlich den Beweis, daß die Maceration wichtige Elemente der Knochengrundssubstanz zerstört und damit einen biologischen Abbau verhindert.

Maatz hat nun ein neues Argument für die Verwendung des Macerationsspanes in die Diskussion gebracht: die „calluslockende Wirkung". Der Span soll auf Grund seiner biologischen Struktur das knochenbildungsfähige Gewebe zur Callusbildung anregen und den knöchernen Durchbau eines Defektes beschleunigen, indem die einsprossenden Knochenbälkchen das macerierte Implantat als Klettergerüst benützen.

Wir haben unter dieser Fragestellung den von Maatz, Lentz und Graf (1954) zur Wertigkeitsprüfung von Transplantaten angegebenen Spongiosatest nachgeahmt, ihn jedoch bei 10 Tieren nur wenig abgeändert. Der Spongiosatest sieht einen Stanzdefekt von 5 mm Durchmesser im spongiösen Lager vor, dazu eine Testleerhöhle von gleichgroßem Durchmesser. Wir haben den Durchmesser der Stanzhöhle auf 10 mm vergrößert, um dem Lager eine größere Leistung abzuverlangen und den Ausbreitungsmodus des neu gebildeten Knochens leichter erfassen zu können. Bei 9 von 10 Tieren konnte die Lagerregeneration in Implantat- und Leerhöhlen planimetrisch bestimmt und der Prozentsatz der Knochenregeneration, bezogen auf die ganze Höhle, errechnet werden. Wir nahmen die Schließungsrate der Leerhöhle als Norm für jedes einzelne Tier und verglichen sie mit der Schließungsrate der Implantathöhle desselben Tieres. Im Mittel ist die *Durchwachsungsrate der Implantathöhlen um 32,4% geringer als die der Leerhöhlen.* Dieser Unterschied ist im t-Test des Mittelwertes von Differenzen signifikant ($0,05 > p < 0,02$).

Damit glauben wir den Beweis erbracht zu haben, daß die Knochenregeneration durch Angebot einer Leitschiene nicht gefördert wird. Die Leitschienentheorie wird durch die Anlagerung und Einlagerung von Corticalis-Spongiosaspänen in den Corticalisdefekt der Diaphyse ebenso widerlegt. Die periostale Knochenneubildung endet grundsätzlich am Fremdspan, der neue Knochen kriecht nicht an der Transplantatcorticalis entlang. Das Transplantat ist für die Ausbreitung endostaler und periostaler Knochenneubildung ein Hindernis.

Vor allem im spongiösen Lager sahen wir, daß die neuen desmalen Knochenbälkchen nicht dem willkürlich durch das Implantat vorgezeichneten Weg folgen, sondern ausschließlich dem Verlauf der neu gebildeten Gefäße aus dem Lager. Holmstrand hat 1957 an Implantaten in die Tibiadiaphyse von Kaninchen durch Mikroradiographie und Autoradiographie nachgewiesen, daß die Bildung der Ultrastrukturen des sich substituierenden Knochens bestimmt wird durch die Ausrichtung der neuen Gefäße im Transplantat.

Zwei Umstände scheinen uns für die Überwertung macerierten Knochens verantwortlich zu sein. Das ist einmal die histologische Prüfung im spongiösen Lager. Als Kriterium wurde stets die knöcherne Durchwachsung des Spanes in einem 5 mm großen Spongiosadefekt herangezogen (Maatz, Lentz, Graf, 1954; Bauermeister, 1958; Koch, Dahmen, 1962a u. b; Fuchs, Stegemann, Eger, 1963; Ecke, 1967). Wir haben bei Defekten von 5 mm Durchmesser mehrfach nach 14 bis 15 Tagen bereits einen vollständigen knöchernen Durchbau des Defektes gesehen ohne Lager und Implantatleistung trennen zu können. Erst nachdem wir den Defekt größer und die Implantationszeiten relativ kurz wählten, war Lagerleistung und Ausbreitungsmodus überschaubar. Hopf hat bereits 1957 auf dem Kongreß der Deutschen Orthopädischen Gesellschaft betont, daß der Spongiosatest für eine wissenschaftliche Auswertung irreführend sei. Der Spongiosatest hat uns erst der Wahrheit über Lager- und Spanleistung nähergebracht, als wir an vergrößerten Defekten nach planimetrischer Flächenbestimmung statistisch signifikant die überragende Leistung des Lagers erkannten. Bringt man die quantitativ bestimmte Lagerregeneration in Beziehung zur Art der Ausbreitung des Knochenregenerates und zum Abbau der macerierten Implantate, dann wird die Wertlosigkeit macerierter Knochengrundsubstanz für die Knochenregeneration offenkundig.

Eine weitere Möglichkeit der Fehldeutung von Leistung macerierter Transplantate scheint uns die röntgenologische Beurteilung zu sein. Viele Arbeiten stützen ihre Aussage auf das Röntgenbild (Krömer, 1957; Bürkle de la Camp, 1959; Maatz, 1959, 1961, 1963, 1968; Bauermeister, 1961, 1964; Haasch, 1963; Lahninger, Salem, 1964, 1966; Franke, 1964).

Zweifellos sind sehr schöne Ergebnisse auch nach Spananlagerungen an Pseudarthrosen mitgeteilt worden. Doch bleibt ohne die histologische Prüfung immer die Frage nach der Ursache der Ausheilung. Hat der angelegte Span, die Zubereitung seines Bettes, die gleichzeitig erfolgte Resektion eines sperrenden Knochens und dgl. zum Erfolg geführt? Einige klinische Arbeiten weisen darauf hin, daß der macerierte Anlegespan langsam umgebaut wird und vielfach keinen Anschluß an das Lager findet (Friedebold, Witt, Hanslik, Jendryschik, 1963; Witt, 1963; Fuchs, Schlachetzki, 1966a u. b; Witt, Jäger, 1966).

Experimentell prüften Koch und Dahmen (1962a) die macerierten Späne als Anlegespäne an der Wirbelsäule. Sie vermerkten ausdrücklich, daß enger Kontakt zwischen angefrischtem, knöchernem Lager und Span bestehen müsse, damit ein knöcherner Anschluß möglich ist. Andernfalls käme es zur bindegewebigen Einscheidung des Spanes.

Dahmen hat nun 1968 auf dem Symposium Kassel der Firma Braun, Melsungen, die Brauchbarkeit des Macerationsspanes zur Verblockung kleiner Wirbelgelenke und als lange Anlegespäne an der Wirbelsäule aus klinisch röntgenologischer Sicht verworfen. Lubinus schrieb 1964 über die Verwendbarkeit des Kieler Spanes zur ventralen Wirbelverblockung, teilte aber auf dem Kasseler Symposium 1968 in einer Diskussionsbemerkung mit, daß er den macerierten Span nicht mehr verwende, da der Span regelmäßig zusammensintern würde. Ähnlich äußerte sich van Rens 1967 über 8 enttäuschende Ergebnisse mit dem Kieler Span bei Verwendung zur vorderen Spondylodese. Der Span verhalte sich wie ein Fremdkörper; er werde allmählich von einem Hof umgeben und schließlich vollständig resorbiert, ohne zu einer knöchernen Verblockung beizutragen.

Scheier verwirft den macerierten Span in seiner ausgezeichneten Monographie „Prognose und Behandlung der Skoliose" als Anlegespan an die Wirbelsäule, spricht ihm auch in einer anderen Arbeit jeden Wert als Anlegespan an der Tibia ab (1967a, b). Cortel (1968) verwendet Kieler Späne ebenfalls als Anlegespäne zur Winkelkorrektur der Skoliosekrümmung, mußte aber feststellen, daß der macerierte Span häufig nicht eingebaut wird. Ebenso bemerken Duriez und Flautre (1968), der bei Skoliosenoperationen verwendete heterologe Macerationsspan synostosiere nicht, wenn er zu weit von der autologen Arthrodese entfernt liege. Schlimmer sei jedoch, daß der heterologe Span an den Stellen, an denen er bedeckt ist, evtl. eine Resorption erleidet, auf die keine Ersatzosteogenese folge.

Wir selbst verwendeten wie Popkirow (1960a u. b) den macerierten Span mehrfach zur Auffüllung von osteomyelitischen Knochenhöhlen (W. Axhausen, Schweiberer, 1966). Wir gingen nicht von der Vorstellung des rascheren knöchernen Durchbaues aus, sondern boten dem Knochen einen Platzhalter an, da die Knochenhöhle im Gegensatz zur Weichteilhöhle nur langsam sich verkleinert und damit eine Reinfektion des Hohlraumes möglich ist. Aus 5 osteomyelitischen Höhlen konnten wir das implantierte Material nach 4 Monaten bis $2^1/_2$ Jahren wegen eines Rezidives wieder gewinnen. Das Rezidiv betraf nicht immer den plombierten Herd, sondern lag in der Nähe, so daß wir Material aus nicht infiziertem Gebiet entnehmen konnten. In keinem Fall konnte histologisch eine knöcherne

Substitution des Fremdspanes gesehen werden. Lediglich die unmittelbar dem Lager anliegenden Macerationsbälkchen werden gelegentlich von neuem Knochen ummauert oder auch teilweise resorbiert. Der größte Teil der Späne bleibt bindegewebig eingehüllt. In einem Fall konnten bei einem 14jährigen Mädchen $2^1/_2$ Jahre nach der Plombierung eines Defektes der Großzehengrundphalanx — entstanden durch Beseitigung eines Chondroms — die implantierten Späne wieder gewonnen werden. Sie waren ausschließlich bindegewebig durchwachsen. Dreimal konnten wir Anlegespäne 2 bis 4 Jahre nach der Anlagerung an den Oberschenkel gewinnen. In keinem Fall der drei Anlagerungen war knöcherne Verbindung zum Span hergestellt; die Späne waren ausschließlich bindegewebig eingehüllt (s. Tabelle 3, S. 46—47).

F. Schlußfolgerung

Im Allgemeinen Teil der vorliegenden Arbeit wurde die überragende Bedeutung eines spezifischen, osteogenetischen Keimgewebes für die causale Osteogenese herausgestellt. Das scheint deshalb wichtig, da bis in die jüngste Zeit die Ansichten über den Ursprung osteoblastischer Zellen geteilt blieben. Was dem embryonalen und wachsenden Skeletsystem zugestanden wurde, sollte für den ausgereiften Knochen nicht gelten: Regeneration aus vorbestimmtem, rasch aktivierbarem, spezifischem Keimgewebe. Elektronenmikroskopie, Fluorescenzmikroskopie und Autoradiographie haben Klarheit über Ruhezustände und Funktionsbelebung des spezifischen, osteogenetischen Keimgewebes gebracht.

Osteogenetische Stammzellen finden sich reichlich in Periost, Mark und Haversschen Kanälen, um auf einen ganz bestimmten Reiz hin zu proliferieren, über Präosteoblasten zu Osteoblasten zu werden. Während des ganzen Lebens findet ein reger Umbau des Knochens statt — Knochenab- und -aufbau. Die unter physiologischen Bedingungen durchaus sichtbaren Lebensäußerungen des spezifischen, osteogenetischen Keimgewebes erfahren eine Steigerung durch pathologische Reize. Ein akuter Biegungsstress führt innerhalb Sekundenschnelle über piezoelektrische Impulse zu Ab- und Anbau des Knochens. Osteoporose ist Ausdruck eines gestörten Gleichgewichtes zwischen An- und Abbau — es überwiegt der celluläre Abbau, dem Osteocyten, Matrix und Kristalle in gleicher Weise zum Opfer fallen.

Jeder Art von Knochenaufbau geht jedoch Knochenabbau voraus. Das osteoblastische Keimgewebe bedarf des stimulierenden Einflusses der in Abbau befindlichen Knochengrundsubstanz. Ab- und Anbau der Knochengrundsubstanz wird begleitet durch Aktivität perjodatreaktiver, metachromotroper Substanzen, von Polymerisation bzw. Depolymerisation saurer und neutraler Mucopolysaccharide. Postmortal kommt es bereits innerhalb von 2 Stunden zu einer Zunahme der Perjodatreaktivität; fermentativ bedingt tritt Depolymerisation ein. Die hoch polymerisierten Polysaccharid-Proteinkomplexe, die der sog. ungeformten Intercellularsubstanz zugehören, sind wichtige Bausteine des Knochengewebes. Sie gelten als Ionenaustauscher, woraus die unterschiedliche Adsorption von Calcium und Phosphat verständlich wird. Beim Austausch werden die Ionen der Lösung vom Austauscher aufgenommen und dafür äquivalente Mengen abgegeben. Der Vorgang verläuft außerordentlich schnell, ist reversibel und regenerierbar. Die Gruppe, an der sich die Umsetzung von Ionen mit der umgebenden Lösung vollzieht, nennt man aktive Gruppe. Die Einführung von sauren Gruppen führt zu Kationenaustauschern, die Einführung basischer Gruppen zu Anionenaustauschern. Austauscher müssen zwei grundsätzliche Bedingungen erfüllen, nämlich in Wasser quellen und Poren von einem Durchmesser besitzen, der den Ionen der Außenlösung den Zutritt zu den aktiven Gruppen gestattet. Austauscher sind also Festsäuren oder Festbasen, die wie die gelösten Säuren oder Basen ionisiert sind (Eger, 1963). Die genannten Voraussetzungen treffen für die Mucopolysaccharide zu. Im Verband mit

Eiweiß und Kollagen bilden sie ein im Gelzustand befindliches Kolloid, das quellfähig und unlöslich ist. Sie besitzen Sulfatgruppen, die sie zu Kationenaustauschern machen, während ihre Aminogruppen die Fähigkeit zum Anionenaustausch bestimmen. Es ist bekannt, daß die Bezirke der Knochenmatrix, die vorwiegend neutrale Mucopolysaccharide enthalten und in vivo die Hartsubstanz darstellen, reichlich Phosphat, aber kein Calcium aufnehmen. Erst wenn das Phosphatanion im Austausch eine volle Konzentration und Absättigung der basischen Gruppen erreicht hat, wird auch der Austausch des Calciums vollzogen. Berühren sich innerhalb des Austauschers Calcium- und Phosphationen und kommt es zu dem notwendigen Löslichkeitsprodukt, dann fällt Calciumphosphat aus. Durch die Ausfällung werden wieder Austauschergruppen frei, der Austauscher hat sich regeneriert. Auf diese Weise ist ein ständiger Wechsel zwischen Austauscher und umgebender Flüssigkeit möglich (Eger, 1963).

Die ständigen Lebensäußerungen des osteoblastischen Keimgewebes und die physiologischen Kenntnisse von der sog. ungeformten Intercellularsubstanz sind durchaus auf die Transplantation übertragbar.

Ist die Ernährung der cellulären Bestandteile eines Transplantates gesichert und wird seine Grundsubstanz nicht verändert, dann darf eine ähnliche Lebensäußerung wie unter physiologischen und pathologischen Bedingungen des nicht verletzten Knochens erwartet werden. Tatsächlich proliferieren im frischen autologen und homoiologen Transplantat mitverpflanzte osteoblastische Zellen innerhalb von 3 bis 4 Tagen und bilden neuen Knochen. Den Anstoß zur Zellproliferation aber gibt die in Auflösung bzw. in Abbau befindliche Knochengrundsubstanz; ihre Aktivität wird durch Zunahme der Perjodatreaktivität erkennbar.

Das zellfrei überpflanzte autologe und homoiologe Transplantat behält seine osteoinduktive Potenz. Die Grundsubstanz formt unspezifische Zellen zu Osteoblasten, sofern sie cellulär abgebaut wird. Die neuen Osteoblasten beginnen zu proliferieren und neuen Knochen zu bilden. Ehe die Grundsubstanz die Proteinsynthese in den unspezifischen Zellen ändert, bedarf es jedoch einer Dauereinwirkung über 28 bis 30 Tage. Das veranlaßte W. Axhausen (1952) später Chalmers (1959) und Burwell (1965) vom *zweiphasigen Ablauf der Osteogenese* zu sprechen, wobei die erste zellspezifische Phase die zweite Phase an Bedeutung jedoch weit übertrifft.

Im allgemeinen Teil wurde auch ausführlich auf Antigen-Antikörperreaktionen nach homoiologer und heterologer Transplantation eingegangen. Sie geben ja die eigentliche Veranlassung, das Fremdtransplantat so zu verändern, daß Immunreaktionen ausbleiben. Es genügt offenbar, vom homoiologen Transplantat nur die Zellen zu entfernen — Träger der T-Antigene, — um eine Immunreaktion zu verhindern. Bleiben die homoiologen Zellen erhalten, so sterben sie nach 8 bis 16 Tagen unter örtlichen, allergischen Reaktionen ab. Die verbleibende Grundsubstanz ist individual-*unspezifisch* und vermag, wie die Grundsubstanz des autologen Knochens unspezifische Zellen zur Osteoblastendifferenzierung anzuregen.

Das heterologe Transplantat enthält dagegen in seinen Kern- und Plasmafraktionen Antigene. Die der Grundsubstanz angehörenden H-

Antigene rufen wie die T-Antigene celluläre Abwehrreaktionen hervor, der Antikörpertiter steigt an. Soll ein heterologer Knochen transplantationsfähig werden, so muß seine Grundsubstanz verändert werden.

Der hier zu prüfende, macerierte Rinderknochen ist antigenfrei. Die immunbiologischen Untersuchungen von Kienholz und Kemkes (1956) haben das eindeutig bewiesen. Wir selbst sahen niemals bei den zahlreichen experimentellen und klinischen Implantationen örtlich allergische Reaktionen, wie Lymphocyten- und Plasmazellinfiltrationen, Hämorrhagien oder regionale Lymphknotenschwellungen. Die Maceration mit Wasserstoffsuperoxyd vermag offenbar neben den Zellen auch die intercellularen Proteine zu beseitigen oder zu denaturieren. Der Mucopolysaccharidkomplex fällt damit als funktionsfähiger Reaktor des Knochenumbaues fort.

Insgesamt wird jedoch der Eiweißgehalt der Grundsubstanz durch die Maceration nicht wesentlich verringert (Gattow, Münzenberg, 1963; Fuchs, Stegemann, Eger, 1963), wie wir durch Gewichtsbestimmung veraschter Späne bestätigen konnten. Die Grundsubstanz des Macerationsspanes enthält noch 25 bis 30% Protein als kollagene Fibrillen. Die sog. ungeformte Intercellularsubstanz macht normal nur 1,25% der Grundsubstanz aus (Bargmann, 1967).

Wir implantierten den macerierten Rinderspan in das Weichgewebe und sahen innerhalb von 93 Tagen keine Knochenneubildung. Wir implantierten die dem Macerationsspan verbliebenen Bestandteile — Kollagen- und Kalksalzgerüst — getrennt voneinander in das spongiöse Lager und sahen weder von dem einen noch von dem anderen Teil des Spanes eine positive Beeinflussung der Osteogenese. Wir bestätigen damit die Erkenntnisse, die Forscher früherer Jahre an gekochter, geglühter oder macerierter Grundsubstanz gewannen, daß die veränderte Grundsubstanz keine osteogenetische Potenz besitzt (Marchand, 1899; Baschkirzew, Petrow, 1912; Rhode, 1924; Wurm, 1930; Orell, 1934; Roth, 1952; Debrunner, 1955). Zwar fanden Wurm und Orell nach Implantationen gekochter Späne jenseits von 3 Monaten gelegentlich Knochenneubildung. Hier scheinen wir in den Bereich zu kommen, wo von Metaplasie gesprochen werden darf. Metaplasie und Osteoinduktion darf aber nicht als Synonym gebraucht werden, wie das fälschlich immer wieder geschieht. Seit Virchow (1871) verstehen wir unter Metaplasie den Übergang eines bereits ausgebildeten Gewebes ohne die Vermittlung eines zellreichen Zwischengewebes, d. h. eines Keim- oder Bindegewebes in ein anderes Gewebe. Es ist sehr fraglich, ob ein solcher direkter Übergang (direkte Metaplasie) überhaupt möglich ist. Derartige Umwandlungsvorgänge werden als Regeneration mit Umdifferenzierung als indirekte Metaplasie gedeutet, bei der das Gewebe zunächst auf einen weniger differenzierten Zustand zurückgeht. Dann erst erfolgt erneute Differenzierung in anderer Richtung, wohl im Rahmen der prospektiven Potenz der Zellen (Borst, 1911; Hueck, 1937). Dieser Vorgang läuft langsam ab und steht im allgemeinen nicht unter dem Einfluß in Abbau befindlichen Knochengewebes. Unter Osteoinduktion ist die rasche Wirkung reaktionsfähiger Bestandteile der Knochengrundsubstanz auf osteoblastische Zellen oder auf undifferenzierte Zellen zu verstehen. Soll ein Transplantat einen klinischen Wert besitzen, so muß innerhalb begrenzter Zeit eine osteoblastische Differenzierung erfolgen.

Wir konnten, so glauben wir, einwandfrei nachweisen, daß die Knochenregeneration weder im spongiösen Lager noch in der Diaphyse einer vorgezeichneten Leitschiene bedarf. Die Knochenregeneration folgt den Gefäßen des in den Defekt einsprossenden Lagergewebes.

Fassen wir die Ergebnisse zusammen unter Berücksichtigung neuer Erkenntnisse der Knochenanatomie und -physiologie, der Knochentransplantation, der Kenntnis von Antigen-Antikörperreaktionen nach homoiologer und heterologer Knochentransplantation und der Ergebnisse unserer Untersuchungen an der veränderten Knochenhartsubstanz, so dürfen folgende Feststellungen getroffen werden:

1. Osteogenese ist in erster Linie eine Leistung präterminierten, osteoblastischen Keimgewebes.

2. Osteogenese durch den Einfluß der in Abbau befindlichen Knochengrundsubstanz auf unspezifische Mesenchymzellen ist erwiesen (Osteoinduktion).

3. Osteoinduktion ist *nicht* möglich, wenn der Knochengrundsubstanz durch Macerieren, Kochen oder Glühen die sog. ungeformten Intercellularsubstanzen, der Komplex der Mucopolysaccharide, entzogen wird.

4. Die anorganischen Substanzen und die sog. geformte Intercellularsubstanz (kollagene Fibrillen) sind für die Osteogenese bedeutungslos.

5. Die Regeneration des Knochens wird durch Angebot eines Leitgerüstes nicht beschleunigt. Die Knochenregeneration folgt den aus dem Lager stammenden Gefäßen, nicht der künstlich angebotenen Leitschiene.

6. Macerierte Knochengrundsubstanz wird nur zögernd cellulär und halisteretisch abgebaut; ihr Schicksal ist im allgemeinen die tote Einheilung eines Fremdkörpers.

Die Bewertung der verschiedenen, knöchernen Transplantate, ob autolog, ob homoiolog oder heterolog, ob frisch, durch Kälte oder chemisch konserviert oder maceriert überpflanzt, unterlag immer wieder grundsätzlichen Schwankungen, seit Ollier (1867) eine wissenschaftliche Grundlage der freien Knochenüberpflanzung schuf. Sogar der überragende Wert der Autoplastik ist bisweilen bestritten worden, wohl bedingt durch den verständlichen Wunsch, dem Patienten einen zweiten Eingriff zur Entnahme des Transplantates zu ersparen. Doch auch das zweifellos beste der bislang entwickelten Verfahren zur Aufbereitung artfremden Knochenmaterials, das Macerationsverfahren nach Maatz und Bauermeister, kann keine Wunder bewirken. Werden die Möglichkeiten des Macerationsspanes überschätzt, so muß es Mißerfolge geben. Nur eine strenge Indikationsstellung zu seiner klinischen Anwendung kann uns vor Enttäuschungen schützen.

Das autologe Transplantat bleibt auch in Zukunft das einzige wirklich zuverlässige Transplantationsmaterial, wenn es gilt, Knochenneubildung in Gang zu bringen oder entscheidend zu unterstützen oder gar Knochendefekte zu überbrücken.

Literatur

Abbott, L. C., Schottstaedt, E. R., Saunders, J. B., Bost, F. C.: The evaluation of cortical and cancellous bone as grafting material. J. Bone Jt Surg. A **29**, 381 (1947).

Albright, F., Reifenstein, E. C.: The parathyreoid glands and metabolic bone desease. Selected studies. Baltimore: Williams & Wilkins Co. 1948.

Algire, G. H., Weaver, G. M., Prehn, R. T.: Growth of cells "in vivo" in diffusion chambers. T. Survival of homografts in immunized mice. J. nat. Cancer Inst. **15**, 493 (1954).

Allgöwer, M.: Funktionelle Anpassung des Knochens auf physiologische und unphysiologische Beanspruchung. Langenbecks Arch. klin. Chir. **319**, 383 (1967).

— Blocker, T. G., Engley, B. W. D.: Some immunological aspects of auto- and homografts in rabbits, tested by in vivo and in vitro techniques. Plast. reconstr. Surg. **9**, 1—21 (1952).

Amprino, R.: Autoradiographic research on the S^{35} sulphate metabolism in cartilage and bone differentiation and growth. Acta anat. (Basel) **24**, 121—163 (1955).

— Bairati, A.: Processi di riconstruzioni e di riassorbimento nella sostanza compatta delle ossa del'uomo. Z. Zellforsch. **24**, 439 (1939).

Anderson, K. J.: The behaviour of autogenous and homogenous bone transplants in the anterior chamber of the rat's eye: A histological study of the effect of the size of the implant. J. Bone Jt Surg. A **43**, 980 (1961).

Annersten, S.: Experimentelle Untersuchungen über die Osteogenese und die Biochemie des Frakturcallus. Acta chir. scand., Suppl. **84**, 60 (1940).

— Über die Osteogenese bei der Frakturheilung. Chirurg **13**, 76 (1941).

Axhausen, G.: Histologische Untersuchungen über Knochentransplantationen am Menschen. Dtsch. Z. Chir. **91**, 388 (1908a).

— Die pathologisch-anatomischen Grundlagen der Lehre von der freien Knochentransplantation beim Menschen und Tier. Med. Klin. Beih. **2**, 23 (1908b).

— Die histologischen und klinischen Gesetze der freien Osteoplastik auf Grund von Tierversuchen. Langenbecks Arch. klin. Chir. **88**, 23 (1909).

— Diskussionsbemerkung. Verh. dtsch. Ges. Chir. **44**, 192 (1920).

Axhausen, W.: Die histologischen Gesetze der freien Knochenüberpflanzung. Inaug.-Diss. Berlin 1945.

— Experimentelle Untersuchungen zur Theorie der „induzierten" Knochenneubildung (Levander). Langenbecks Arch. klin. Chir. **266**, 381 (1950).

— Die Quellen der Knochenneubildung nach freier Transplantation. Langenbecks Arch. klin. Chir. **270**, 439—442 (1951).

— Die Knochenregeneration, ein zweiphasisches Geschehen. Zbl. Chir. **77**, 435 (1952).

— Der biologische Wert kältekonservierter Knochentransplantate. Langenbecks Arch. klin. Chir. **273**, 856 (1953).

— Der biologische Wert heteroplastischer Knochentransplantate. Langenbecks Arch. klin. Chir. **279**, 48 (1954).

— Die Bedeutung der Individual- und Artspezifität der Gewebe für die freie Knochenüberpflanzung. Hefte Unfallheilk. **1962**, 72.

— Schweiberer, L.: Die antibiotische Plombierung osteomyelitischer Knochenhöhlen unter zusätzlicher Verwendung der Kieler Knochenspanspongiosa und der antibiotischen Spüldrainage nach Willenegger. Zbl. Chir. **91**, 1105—1114 (1966).

Bargmann, W.: Histologie und mikroskopische Anatomie des Menschen. Stuttgart: G. Thieme 1967.

Barth, A.: Über histologische Befunde nach Knochenimplantationen. Langenbecks Arch. klin. Chir. **46**, 409 (1893).

— Über Osteoplastik in chirurgischer Beziehung. Langenbecks Arch. klin. Chir. **48**, 466 (1894).

— Histologische Untersuchungen über Knochenimplantationen. Beitr. path. Anat. **17**, 65 (1895).

Baschkirzew, N. J., Petrow, N. N.: Beiträge zur freien Knochenüberpflanzung. Dtsch. Z. Chir. **113**, 490 (1912).

Bassett, C. A. L.: Environmental and cellular factors regulating Osteogenesis. In: Bone biodynamics. New York: Little, Brown & Co. 1964.

— Becker, R. O.: Generation of electric potentials in response to mechanical stress. Science **137**, No 3535, 1063 (1962).

— Creighton, D. K., Stinchfild, F. E.: Contribution of endosteum, cortex and soft tissues to osteogenesis. Surg. Gynec. Obstet. **112**, 145 (1961).

Bauermeister, A.: Experimentelle Grundlagen für den Aufbau einer neuen Knochenbank. H. Unfallheilk. 58. Berlin-Göttingen-Heidelberg: Springer 1958.

— Die Behandlung von Zysten, Tumoren und entzündlichen Prozessen des Knochens mit dem „Kieler Knochenspan". Bruns' Beitr. klin. Chir. **203**, 287— 310 (1961).

— Friedrich, K.: Die Anwendung des Kieler Spanes zur Plastik nach Eden-Hybinette bei habitueller Schulterluxation. Zbl. Chir. **89**, 1500 (1964).

Bélanger, L. F.: Autoradiographic visualization of the entry and transit of S^{35} in cartilage, bone and dentine of young rats and the effect in hyaluronidase in vitro. Canad. J. Biochem. **32**, 161 (1954).

— Osteolysis: An outlook on its mechanism and causation. In: P. H. Gaillard, R. V. Talmage, A. M. Budy (eds.). The parathyreoid glands: Ultrastructure, secretion and funktion, p. 137. Chicago: Chicago University Press 1965.

Billingham, R. E., Brent, L., Medawar, P. B.: The antigenic stimulus in transplantation immunity. Nature (Lond.) **178**, 514 (1956).

Bisgard, J. D.: Ossifikation: The influence of the mineral constituents of bone. Arch. Surg. **33**, 926 (1936).

Börner, R.: Die histologische und röntgenologische Darstellung von intraoculärer Knochenbildung. Albrecht v. Graefes Arch. Ophthal. **158**, 113 (1956).

Borst, M.: Das pathologische Wachstum, Abschnitt 5: Metaplasie, S. 596. In: L. Aschoff, Path. Anatomie. Jena: G. Fischer 1911.

Bosworth, D., Wright, H., Fielding, J.: A study in the use of bank bone for spine fusion in tuberculosis. J. Bone Jt. Surg. A **35**, 329 (1953).

Bürkle de la Camp, H.: Knochentransplantationen. Verh. Bericht d. XVIII. Kongr. d. Société internat. de Chirurgie, S. 169. Brüssel: Imprimerie Medicale et Scientifique 1959.

Burkhardt, L., Petersen, H.: Über den Umbau im wachsenden Knochen. Z. Zellforsch. **7**, 55 (1928).

Burwell, R. G.: Studies in the Transplantation of Bone. J. Bone Jt Surg. B **45**, 386 (1963).

— Studies in the Transplantation of Bone J. Bone Jt Surg. B **46**, 110 (1964).

— Osteogenesis in cancellous Bone Grafts: Considered in Terms of cellular Changes, Basic-Mechanism and the Perspective of growth-Control and its possible Aberrations. Clin. Orthop. **40**, 35 (1965).

— Gowland, G.: Studies in the transplantation of bone. II. The changes occuring in the lymphoid tissue after homografts and autografts of fresh cancellous bone. J. Bone Jt Surg. B **43**, 820 (1961).

Chalmers, J.: Transplantation immunity in bone homografting. J. Bone Jt Surg. B**41**, 160 (1959).

Cohen, J., Harris, W. H.: The three-dimensional anatomy of Haversian systems. J. Bone Jt Surg. A**40**, 419 (1958).

— Maletskos, C. J., Marshall, J. H., Williams, J. B.: Radioactive calcium tracer studies in bone grafts. J. Bone Jt Surg. A**39**, 561 (1957).

— Lacroix, P.: Bone and cartilage formation by Periosteum. Issay of experimental autogenous grafts. J. Bone Jt Surg. A**37**, 717 (1955).

Cornesale, P. L., Spankus, J. L.: A clinical comparative study of autogenous and homogenous Bone grafts. J. Bone Jt Surg. A**41**, 887 (1959).

Cortel, Y.: L'Arthrodese Vertebrale pour Skoliose par Greffon Cortical Encastre. Vortr. Symp. Kassel, Med. Pharm. Werke B. Braun, Melsungen 1968.

Dahmen, G.: Spätergebnisse von Skoliose-Operationen mit dem Kieler Knochenspan. Vortr. Symp. Kassel, Med. Pharm. Werke B. Braun, Melsungen 1968.

— Koch, W.: Histologische Untersuchungen über Ein- und Umbau heterologer mazerierter Knochenimplantate. Arch. orthop. Unfall-Chir. **54**, 139 (1962).

Danis, A.: L'ostogénine existe-t-elle? Acta orthop. belg. **22**, 501 (1956).

— L'os néoformé dans une greffe de perioste homologue presente une, evolution histologiquement differente de celle d'une greffe autologue. Acta orthop. belg. **24**, 160 (1958a).

— Etude de l'ossifikation dans les greffes de moelle ossuese. Brüssel: Acta med. belgica 1958b.

Davies, D. V., Young, L.: The distribution of radioactive sulphur (S^{35}) in the fibrous tissues, cartilages and bones of the rat following its administration in the form of inorganic sulphate. J. Anat. (Lond.) **88**, 174 (1954).

Debrunner, H.: Zur plastischen Verwendung heteroplastischer Knochentransplantate. Arch. orthop. Unfall-Chir. **47**, 694 (1955).

Deleu, J., Trueta, J.: Vascularisation of bone grafts in the anterior Chamber of the eye. J. Bone Jt Surg. B**47**, 319 (1965).

Demeter, G., Matyas, J.: Mikroskopisch-vergleichend anatomische Studien am Röhrenknochen mit besonderer Berücksichtigung auf die Unterschiede menschlicher und tierischer Knochen. Z. Anat. Entwickl.-Gesch. **87**, 45 (1928).

Dittrich, K. v.: Beitrag zur Lehre von der circumscripten traumatischen Muskelverknöcherung und zur Frage der Metaplasie. Virchows Arch. path. Anat. **260**, 436 (1926).

Dubost-Perret, T., Delphy, L. P.: Transplants osseux hétéroplastiques technique de préparation. Rev. Chir. orthop. **41**, 2 (1955).

Dudley, R. H., Spiro, D.: The fine structure of bone cells. J. biophys. biochem. Cytol. **11**, 627 (1961).

Dulce, H. J.: Der Stoffwechsel des Knochens im Lichte neuer physiologisch-chemischer Erkenntnisse. Verh. dtsch. orthop. Ges. **48**, 151 (1960).

Duriez, J., Flautre, B.: Evolution Histologique de Differents Types de Greffons osseux heterogenous. Vortr. Symp. Kassel, Med. Pharm. Werke B. Braun, Melsungen 1968.

Duthie, R. B., Barker, A. N.: An autoradiographic study of mucopolysaccharide and phosphate complexes in bone growth and repair. J. Bone Jt Surg. B**37**, 304 (1955a).

— — The histochemistry of the preosseous stage of bone repair studied by autoradiography — The effect of cortisone. J. Bone Jt Surg. B**37**, 691 (1955b).

Dziewiatkowski, D. D.: Autoradiographic studies of sulfat-sulfur (S^{35}) metabolism in the articular cartilage and bone of suckling rats. J. exp. Med. **95**, 489 (1952).

— Effect of age on some aspects of sulfate metabolism in the rat. J. exp. Med. **99**, 283 (1954).

Ecke, H.: Die Transplantation der Epiphysenfuge. Stuttgart: Ferdinand Enke 1967a.

— Neue Wege der quantitativen Bestimmung der ossären Regeneration an Knochentransplantaten. Langenbecks Arch. klin. Chir. **319**, 448 (1967b).

Eger, W.: Der Mineralisationsvorgang des Knochengewebes und seine Störungen. Verh. dtsch. orthop. Ges. **48**, 129 (1960).

— Allgemeine morphologische Physiologie und Pathologie des Knochengewebes. Internist (Berl.) **3**, 267 (1962).

— Calciumnachweis und Mineralisation des Knochengewebes. Verh. dtsch. Ges. Path. **47**, 54 (1963).

Engström, H., Orell, S.: Über Regeneration rings um subcutane Knochenimplantate. Mikrosk. anat. Forsch. **53**, 283 (1943).

Enlow, D. H.: Principles of bone remodeling. Springfield, Illinois, USA: Ch. C. Thomas 1963.

Fehn, A. M., Matti, H. R.: Erfahrungen mit der Knochenbank. Praxis **1955**, 41.

Fleisch, H.: Neue Gesichtspunkte der Kalkablagerung. Schweiz. med. Wschr. **29**, 858 (1961).

— Funktionelle Anpassung des Knochens auf physiologische und unphysiologische Beanspruchung. Pathophysiologie und Behandlung der Osteoporose. Langenbecks Arch. klin. Chir. **319**, 374 (1967).

— Neuman, W. F.: On the role of phosphatase in the nucleation of calcium phosphatase by collagen. J. Amer. chem. Soc. **82**, 3783 (1960).

Frangenheim, H.: Experimentelle und klinische Erfahrungen über die Arthrodese durch Knochenbolzen. Langenbecks Arch. klin. Chir. **90**, 437 (1909).

Franke, D.: Beitrag zur Pseudarthrosenbehandlung an Radius, Ulna und Clavicula. Mschr. Unfallheilk. **67**, 473 (1964).

Friberg, U., Ringertz, N. R.: Autoradiographic studies with S^{35} on the development of the rat embryo. Experientia (Basel) **10**, 67 (1954).

— — An autoradiographic study on the uptake of radiosulphate in the rat embryo. J. Embryol. exp. Morph. **4**, 313 (1956).

Friedebold, G., Witt, A. N., Hanslik, L., Jendryschik, A.: Kritische Untersuchungen über den klinischen Wert homoio- und heteroplastischer Knochentransplantation. Arch. orthop. Unfall-Chir. **55**, 627 (1963).

Frost, H. M.: Micropetrosis. J. Bone Jt Surg. A **42**, 144 (1960).

— Bone remodelling dynamics. Springfield, Ill., USA: Ch. C. Thomas 1963.

Fuchs, G., Schlachetzki, J.: Kieler Knochenspan in der Wiederherstellungschirurgie. Med. Klin. **61**, 1331 (1966a).

— — Über den klinischen Wert eines heterologen Knochentransplantates. Chirurg **37**, 174 (1966b).

— Stegemann, H., Eger, W.: Der transplantierte Knochenspan und seine Qualität nach partieller und vollständiger Enteiweißung bei erhaltener anorganischer Substanz. Langenbecks Arch. klin. Chir. **303**, 240 (1963).

Fukada, E., Yasuda, J.: Zit. nach Allgöwer, M. Langenbecks Arch. klin. Chir. **319**, 383 (1967).

Gabourel, J. D., Fox, K. E.: Cell cultures in vivo I. Growth of L-fibroblast and sarcoma 180 cell lines in diffusionchambers in vivo. Cancer Res. **19**, 1210 (1959).

Gattow, G., Münzenberg, K. J.: Die organische und anorganische Fraktion des Kieler Knochenspanes im röntgenographischen Bild. Arch. orthop. Unfall-Chir. **55**, 453 (1963).

Geiser, M.: Diskussionsbeitrag. Kongreßber. Orthop. **50**, 329 (1963).

Gilman, S. H., Enneking, W. F.: Prehistologic changes in the rejection mechanism of bone transplants. J. surg. Res. **5**, 31 (1965).

Goldhaber, P.: Preliminary observations on bone isografts with in diffusion chambers. Proc. Soc. exp. Biol. (N. Y.) **98**, 53 (1958).

— Osteogenic induction across millipore filters in vivo. Science **133**, 2065 (1961).

Gomori, C.: The distribution of phosphatase in normal organs and tissues. J. cell. comp. Physiol. **17**, 71 (1941).

Graf, R.: Gefäßversorgung autoplastischer Spongiosatransplantate und ihre Bedeutung. Bruns' Beitr. klin. Chir. **198**, 390 (1959).

Graumann, W.: Handbuch der Histochemie, Bd. II: Polysaccharide (zweiter Teil). Stuttgart: G. Fischer 1964.

Gruber, B. G.: Erkrankungen des Knochensystems. In: Kaufmann, E., Lehrbuch der speziellen pathologischen Anatomie, IX u. X. Aufl., Bd. II, 1. Berlin: Walter de Gruyter & Co. 1938.

Guilleminet, M., Stagnara, P., Dubost-Perret, T.: Preparation and use of heterogenous bone grafts. J. Bone Jt Surg. B**35**, 561 (1953).

Haasch, K.: Metaplastische Knochenneubildung beim Menschen durch heterogene eiweißarme Spongiosa. Chirurg **32**, 183 (1961).

— Klinische Erfahrungen mit dem Kieler Span. Chirurg **34**, 21 (1963).

Hackethal, K. H.: Erfahrungen mit der Knochenbank. Verh. dtsch. orthop. Ges. 1955. Beilageheft Z. Orthop. **87**, 59 (1956).

Hager, G., Ebel, K.: Beitrag zur intraokularen Knochenbildung. Klin. Mbl. Augenheilk. **144**, 513 (1964).

Hancox, N. M.: The survival of transplanted embryonal bone graffed to chorioallantoic-membran and subsequent osteogenesis. J. Physiol. (Lond.) **106**, 269 (1947).

— The osteoclast. The biochemistry and physiology of bone, ed. by G. H. Bourne, p. 213, New York: Academic Press 1956.

Heaney, R. P.: Radiocalcium metabolism in disuse osteoporosis in man. Amer. J. Med. **33**, 188 (1962).

Heinen, J. H., Dabbs, G. H., Mason, H. A.: The experimental production of ectopic cartilage and bone in the muscle of rabbits. J. Bone Jt Surg. A**31**, 765 (1949).

Heller, M.: Occurence of possibly secretory granules in osteogenic cells. Anat. Rec. **106**, 204 (1950).

Heller-Steinberg, M.: Ground substance; bone salts and cellular activity in bone formation and destruction. Amer. J. Anat. **89**, 347 (1951).

Helsop, B. F., Zeiß, J. M., Nisbet, N. W.: Studies on transference of bone. I. A comparison of autologous and homologous bone implants with reference to osteocyte survival, osteogenesis and host reaction. Brit. J. exp. Path. **41**, 269 (1960).

Heuler, K. M.: Besteht eine Korrelation zwischen Alter und Knochenstruktur? Z. Zellforsch. **7**, 41 (1928).

Holmstrand, K.: Biophysical investigations of bone transplants. Plast reconstr. Surg. **19**, 265 (1957).

Hopf, A.: Diskussionsbemerkung. Verh. dtsch. Ges. Orthop. **1957**, 449.

Hueck, W.: Morphologische Pathologie, S. 202. Leipzig 1937.

Inclan, A.: The use of preserved bone grafts in orthopedic surgery. J. Bone Jt Surg. **24**, 81 (1942).

Jakob, F., Monod, J.: Genetic regulatory mechanism in the synthesis of proteins. J. molec. Biol. **3**, 318 (1961). Zit. nach Ecke, H., 1967a: Die Transplantation der Epiphysenfuge.

Jasuda, J. K., Noguchi, K., Sata, T.: Dynamic callus and electric callus. J. Bone Jt Surg. A**37**, 1929 (1955).

Johnson, L. C.: Zit. nach Putschar, W. G. J., Verh. dtsch. Ges. Path. **47**, 113 (1963).

Jong, J. de, Kemp, P. H. E. v. d.: Experimentelle Untersuchungen über die Autotransplantation von Knochengewebe. Beitr. path. Anat. **79**, 268 (1928).

Jowsey, J., Kelly, P. J., Riggs, B. L., Bianco, A. J., Scholz, D. A., Gershon-Cohen, J.: Quantitative microradiographic studies of normal and osteoporotic bone. J. Bone Jt Surg. A**47**, 785 (1965).

Judet, J., Judet, R.: Banque d'os. Rev. Chir. orthop. **40**, 403 (1954).

Kämmerer, H., Eger, W.: Beitrag zur Substitution von autologen und heterologen Knochentransplantaten. Langenbecks Arch. klin. Chir. **313**, 984 (1965).

Kember, N. F.: Cell division in enchondral ossification. A study of cell proliferation in rat bones by the method of tritiated thymidine autoradiography. J. Bone Jt Surg. B**42**, 824 (1960).

Kiehn, C. L., Cebul, F., Berg, M., Gutentag, J., Glower, D. M.: A study of the vascularisation of experimental bone grafts by means of radioactive phosphorus and the transparent chamber. Ann. Surg. **136**, 404 (1952).

— Friedell, H. L., McIntyre, W. J.: Study of the vitality of tissue transplants by means of radioactive Phosphorus. Plast. reconstr. Surg. **3**, 335 (1948).

Kienholz, M., Kemkes, B.: Untersuchungen über den immunologischen Wert heteroplastischer konservierter Knochenspäne. Arch. orthop. Unfall-Chir. **48**, 623, (1956).

Knese, K. H.: Knochenbildung und Entwicklung der Knochenstruktur. Verh. dtsch. Ges. Path. **47**, 35 (1963).

— Cytologische Aspekte der Knochenbildung. Internist (Berl.) **7**, 581 (1966).

— Knoop, A. M.: Elektronenoptische Untersuchungen über die periostale Osteogenese. Z. Zellforsch. **48**, 455 (1958).

— — Elektronenmikroskopische Beobachtungen über die Zellen in der Eröffnungszone des Epiphysenknorpels. Z. Zellforsch. **54**, 1 (1961).

— Voges, D., Ritschl, J.: Untersuchungen über die Osteon- und Lamellenformen im Extremitätenskelett des Erwachsenen. Z. Zellforsch. **40**, 323 (1954).

Koch, H.: Experimentelle Studien über Knochenregeneration. Bruns' Beitr. klin. Chir. **132**, 364 (1924).

Koch, W., Dahmen, G.: Experimentelle und klinische Erfahrungen mit dem heterologen Knochenbankspan. Z. Orthop. **96**, 348 (1962).

Kölliker, A.: Die normale Resorption des Knochengewebes und ihre Bedeutung für die Entstehung der typ. Knochenformen. Leipzig: F. C. W. Vogel 1873.

Krömer, K.: Der mazerierte Knochenspan in der Pseudarthrosenbehandlung. Zbl. Chir. **82**, 1093 (1957).

Krompecher, S.: Die Beeinflußbarkeit der Gewebsdifferenzierung im Periost mit bes. Rücksicht auf die Ergebnisse der Transplantation. Verh. anat. Ges., Erg.-Heft zu Bd. 105 (1958). Anat. Anz. **1959**, 174.

Lacroix, P.: Organizers and the growth of bone. J. Bone Jt Surg. **29**, 292 (1947).

Lahninger, J., Salem, G.: Erfahrungen mit dem Kieler Knochenspan. Chirurg **35**, 495 (1964).

— — Ergebnisse der mit Kieler Knochenspänen behandelten Tibiapseudarthrose. Klin. Med. **21**, 502 (1966).

Landry, M., Fleisch, H.: The influence of immobilisation on bone formation as evaluated by osseous incorporation of tetracyclines. J. Bone Jt Surg. B**46**, 764 (1964).

Lentz, W.: Die Grundlagen der Transplantation von fremdem Knochengewebe. Stuttgart: G. Thieme 1955.

Leriche, R., Policard, A.: Zit. n. Bauermeister, A.: Experimentelle Grundlagen für den Aufbau einer neuen Knochenbank. Hefte Unfallheilk. **58**, 128 (1958).

Levander, G.: A study of bone regeneration Surgery. Surg. Gynec. Obstet. **67**, 705 (1938).

— Über Knochenregeneration. Formulierung einer Fragestellung vom kausal-osteogenetischen Gesichtspunkt aus. Klin. Wschr. **20**, 40 (1941).

Lexer, E.: Die freien Transplantationen. Neue Dtsch. Chir. **26**, 15 (1924).

Lindahl, O., Orell, S.: Experiments with bone extracts. Acta chir. scand. **101**, 136 (1951).

Lipp, W.: Neuuntersuchungen des Knochengewebes: II: Histologisch erfaßbare Lebensäußerungen der Knochenzellen. Acta anat. (Basel) **22**, 151 (1954).

Lubinus, H. J.: Diskussionsbemerkung. Symp. Kassel. Med. Pharm. Werke B. Braun, Melsungen 1968.

— Sperber, J.: Die ventrale extraperitoneale Wirbelverblockung, ein Beitrag zur Therapie des radiculären Bandscheibensyndroms und der Spondylolisthesis. Bruns' Beitr. klin. Chir. **208**, 1 (1964).

Maatz, R.: Die Knochentransplantation. Verh. dtsch. Orthop. Ges. (1955) Beilageheft Z. Orthop. **87**, 44 (1956).

— Der Tierspan in der Knochenbank. Dtsch. med. J. **8**, 190 (1957).

— Klinische Erfahrungen mit dem eiweißarmen Tierspan. Langenbecks Arch. klin. Chir. **292**, 831 (1959).

— Die Behandlung der Innenknöchelpseudarthrose mit einem Schiffchenspan. Bruns' Beitr. klin. Chir. **203**, 145 (1961).

— Leistungen und Grenzen des Kieler Spanes. Med. pharm. Mitteil. Sonderheft 100 der Fa. B. Braun, Melsungen 1963.

— Spätschicksal des Kieler Knochenspans. — Erfahrungen über 14 Jahre. Vortr. Symp. Kassel, Med. Pharm. Werke B. Braun, Melsungen 1968.

— Lentz, W., Graf, R.: Die Knochenbildungsfähigkeit konservierter Späne. Ein Beitrag zur Knochenbank. Zbl. Chir. **77**, 1376 (1952a).

— — — Experimentelle Grundlagen der Transplantation konservierter Knochen. Langenbecks Arch. klin. Chir. **275**, 850 (1952b).

— — — Spongiosatest of bone grafts. J. Bone Jt Surg. **A36**, 721 (1954a).

— — — Der Spongiosatest. Frankfurt. Z. Path. **65**, 299 (1954b).

Majno, G., Rouiller, Ch.: Die alkalische Phosphatase in der Biologie des Knochengewebes. (Histologische Untersuchungen) Virchows Arch. path. Anat. **321**, 1 (1951).

Marchand, F.: Zur Kenntnis der Knochentransplantation. Verh. dtsch. Ges. Path. **1899**, 368.

Martin, B.: Über experimentelle Pseudarthrosenbildung und die Bedeutung von Periost und Mark. Langenbecks Arch. klin. Chir. **114**, 664 (1920).

Matti, H.: Über freie Transplantationen von Knochenspongiosa. Langenbecks Arch. klin. Chir. **168**, 236 (1932).

Mayer, L., Wehner, E.: Neue Versuche zur Frage der Bedeutung der einzelnen Komponenten des Knochengewebes bei der Regeneration und Transplantation von Knochen. Langenbecks Arch. klin. Chir. **103**, 732 (1914).

Medawar, P. B.: Preservation and Transplantation of normal tissues. Ciba Found. Symp., London 1954.

Milch, R. A., Rall, D. P., Tobie, J. E.: Bone localisation of tetracyclines. J. nat. Cancer Inst. **19**, 87 (1957).

Moog, F., Wenger, E. L.: The occurrence of a neutral mucopolysaccharide at sites of high alkaline phosphatase activity. Amer. J. Anat. **90**, 339 (1952).

Obertalhoff, H.: Zur Frage der Knochenneubildung. Chirurg **17/18**, 123 (1947).

Ollier, L.: Traité experimentale et clinique de la régéneration des os et de la production artificielle du tissu osseux. Paris: Masson & Cie. 1867.

Orell, S.: Studien über Knochentransplantation und Knochenneubildung. Acta chir. scand. **74**, Suppl., 31 (1934).

Owen, M.: Cell population kinetics of an osteogenic tissue. J. Cell Biol. **19**, 19 (1963).

Peer, L. A.: Autogenous bone transplants in humans. Plast. reconstr. Surg. **19**, 56 (1954).

Peer, L. A.: Cell survival theory versus replacement theory. Plast. reconstr. Surg. **16**, 161 (1955).

Perren, S., Straumann, F.: Zit. nach Allgöwer, M. Langenbecks Arch. klin. Chir. **319**, 383 (1967).

Petersen, H.: Über den Feinbau der menschlichen Skeletteile. Wilhelm Roux' Arch. Entwickl.-Mech. Org. **112**, 112 (1927).

— Die Organe des Skelettsystems. In: Handbuch der mikroskopischen Anatomie des Menschen, Bd. II/3, S. 521. Berlin: Springer 1930.

Ponlot, R.: Le radiocalcium dans l'étude des os. Paris: Masson & Cie 1960.

Popkirov, St. G.: Die heutige Therapie der Osteomyelitis. Berlin: VEB-Verlag 1960a.

— Klinische Brauchbarkeit des Heterotransplantates. Zbl. Chir. **85**, 683 (1960b).

Putschar, W. G. J.: Allgemeine Morphologie und Dynamik des Knochenumbaus unter normalen und pathologischen Bedingungen. Verh. dtsch. Ges. Path. **47**, 113 (1963).

Ray, R. D., Degge, J., Gloyd, P., Mooney, G.: Bone regeneration — an experimental study of bone grafting materials. J. Bone Jt Surg. A**34**, 638 (1952).

— Sabet, T. Y.: Bone grafts; cellular survival versus induction: an experimental study. J. Bone Jt Surg. A**45**, 337 (1963).

Recklinghausen, F. v.: Die fibröse oder deformierende Ostitis, die Osteomalazie und die osteoplastische Karzinose in ihren gegenseitigen Beziehungen. Festschrift für R. Virchow Berlin: G. Reimer 1891.

Rens, Th. J. G. van: Erfahrungen mit der vorderen lumbalen Spondylodesis bei der Kreuzschmerzenbehandlung. Z. Orthop. **102**, 546 (1967).

Ritter, U.: Der gebrauchsfertige Ampullenspan bei knochenplastischen Operationen. Beilageheft Z. Orthop. **87**, 72 (1956a).

— Testversuche zur Frage der Eiweißkonservierung als Grundlage für Fremdgewebstransplantation am Menschen. Chirurg **27**, 114 (1956b).

— Möglichkeiten und Grenzen der Knochengewebskonservierung für die Verpflanzung beim Menschen. Ärztl. Forsch. **10**, 118 (1956c).

Robinson, R. A., Watson, M. L.: In: Metabolic interrelations, V.: J. Macy Found. 1953.

Robison, R.: Bone phosphatase. Ergebn. Encymforsch. **1**, 280 (1932).

Rohde, C.: Beitrag zur Frage der Metaplasie des Bindegewebes im Knochen. Langenbecks Arch. klin. Chir. **128**, 302 (1924).

Rollet, A.: Von den Bindesubstanzen. Leipzig: Strickers Handbuch der Lehre von den Geweben 1871.

Rosin, A., Freiberg, H., Zajicek, G.: The fate of rat bone marrow, spleen and periosteum cultivated in vivo in the diffusion chamber with special reference to bone formation. Exp. Cell. Res. **29**, 176 (1963).

— Zajicek, G.: Bone formation in diffusion chamber cultures of rat bone marrow in vivo. Haematol. lat. (Milano) **2**, 69 (1959).

Roth, H.: Die Konservierung von Knochengewebe für Transplantationen. Wien: Springer 1952.

Rubaschewa, A., Priwes, M. G.: Vaskularisation der Röhrenknochen bei Autotransplantaten. Bruns' Beitr. klin. Chir. **156**, 299 (1932).

Rutishauser, E., Majno, G.: Physiopathologie of bone tissue: The osteocytes and fundamental substance. Bull. Hosp. Jt Dis. (N. Y.) **12**, 468 (1951).

Saltikow, S.: Über Replantation lebender Knochen. Beitr. path. Anat. **45**, 440 (1909).

Sandeman, C. J.: The comparison of bone heterograft. Vortrag Symp. Kassel. Med. Pharm. Werke B. Braun, Melsungen 1968.

Scheier, H.: Prognose und Behandlung der Skoliose. Stuttgart: G. Thieme 1967a.

Scheier, H.: Zur kongenitalen Tibiapseudarthrose. Z. Orthop. **102**, 469 (1967b).

Schenk, R., Willenegger, H.: Zur Histologie der primären Knochenheilung. Langenbecks Arch. klin. Chir. **308**, 440 (1964).

Scothorne, R. J., McGregor, J. A.: Cellular changes in lymph nodes and spleen following skin homografting in the rabbits. J. Anat. (Lond.) **89**, 233 (1955).

Seemen, H. v.: Über die Entstehungsbedingungen metaplastischer Knochenbildungen. Dtsch. Z. Chir. **217**, 60 (1929).

Segmüller, G.: Spongiosaregeneration in der Milliporekammer. Helv. chir. Acta **34**, 5 (1967).

Severi, R.: Produzione sperimentale di cartilagine e di esso in segnito ad iniczioni di un sale di chinino. Pathologia **25**, 611 (1933).

Shelton, E., Rice, M. E.: Studies on mouse lymphomas II. Behaviour of three lymphomas in diffusion chambers in relation to their invasive capacity in the host. J. nat. Cancer Inst. **21**, 137 (1958).

Sieber, E.: Über Anwendung und Wert konservierter Knochentransplantate. Zbl. Chir. **80**, 324 (1955).

Sissons, H. A., Jowsey, J., Stewart, L.: Microradiographic appearance of normal bone tissue at various ages. Proc. 2. Intern. Sympos. on x-ray microsc. and x-ray microanalysis. Stockholm, 206 (1959).

Störig, E.: Knochentransplantation und Erfahrungen mit der Knochenbank. Beitr. Orthop. Traum. **3**, 184 (1956).

Stringa, G.: Studies of the vascularisation of bone grafts. J. Bone Jt Surg. B**39**, 395 (1957).

Stroehmann, J., Vorlaender, K. O.: Immunologie der Organtransplantation. Wiederbel. u. Organersatz, Erg.-H. z. Z. Kreisl.-Forsch. **4**, 2, 43 (1967).

Tischendorf, F.: Das Verhalten der Haversschen Systeme bei Belastung. Wilhelm Roux' Arch. Entwickl.-Mech. Org. **145**, 318 (1951).

Tonna, E. A.: The cellular complement of the skeletal system studied autoradiographically with tritiated thymidine during growth and aging. J. biophys. biochem. Cytol. **9**, 813 (1961).

Uehlinger, E., Puls, P.: Funktionelle Anpassung des Knochens auf physiologische und unphysiologische Beanspruchung. (Die Frakturnagelung und -verschraubung in morphologischer Sicht). Langenbecks Arch. klin. Chir. **319**, 362 (1967).

Urist, M. R., McLean, F. C.: Osteogenic potency and new bone formation by induction in transplants to the anterior chamber of the eye. J. Bone Jt. Surg. A**34**, 443 (1952).

— Wallace, T. H., Adams, T.: The functions of fibrocartilaginous fracture callus: observations on transplants labelled with tritiated thymidine. J. Bone Jt Surg. B**47**, 304 (1965).

Virchow, R.: Die Zellularpathologie in ihrer Begründung auf physiologischer und pathologischer Gewebslehre, 4. Aufl., S. 70. Berlin: Hirschwald 1871.

Wagner, H.: Praesenile Osteoporose. Stuttgart: G. Thieme 1965.

Willerstaedt, H., Levander, G., Hult, L.: Studies in osteogenesis. Acta orthop. scand. **19**, 419 (1950).

Witt, A. N.: Wandlung in der Behandlung der Kallusverzögerung und Pseudarthrose. Kongreßber. Orthop. **50**, 313 (1963).

— Jäger, M.: Die Berechtigung und Indikation autoplastischer Knochentransplantation in der heutigen orthopädischen Chirurgie. Chir. plast. reconstr. **2**, 48 (1966).

Wurm, H.: Über heterotope Knochenbildung. Verh. dtsch. Ges. Path. **25**, 191 (1930).

Young, R. W.: Cell proliferation and specialization during enchondral osteogenesis in young rats. J. Cell Biol. **14**, 357 (1962).

Young, R. W.: Histophysical studies on bone cells and bone resorption. In: R. F. Sogunaes (ed.) Mechanism of hard tissue destruction, vol. 75, p. 47. Washington, D. C.: Amer. Assoc. Adv. Sci. 1963.

Zawisch, C.: Über Inseln von basophiler Substanz in den Diaphysen langer Röhrenknochen. Z. mikr.-anat. Forsch. 10, 473 (1927).

— Die basophilen Inseln und andere basophile Elemente im menschlichen Knochen. I. Allgemeiner Überblick und die Entwicklung des menschlichen Femur. Z. mikr.-anat. Forsch. 17, 41 (1929a).

— Die basophilen Inseln und andere basophile Elemente im menschlichen Knochen. II. Besonderer Teil. Z. mikr.-anat. Forsch. 18, 393 (1929b).